Les infections virales émergentes : enjeux collectifs

46e JOURNÉE DE L'HÔPITAL CLAUDE-BERNARD

Paris – 14 novembre 2003

Les infections virales émergentes : enjeux collectifs

sous la direction de :

C. LEPORT
B. REGNIER
J.L. VILDÉ
P. YENI

Comité d'organisation
C. Leport (coordination) avec F. Brun-Vézinet, J.C. Lucet, S. Matheron

Sous l'égide des services :
de Maladies Infectieuses et Tropicales, Réanimation Médicale et Infectieuse, Bactériologie-Virologie, Mycologie-Parasitologie, Hygiène Hospitalière du Groupe Hospitalier Bichat-Claude Bernard

EDK
EDITIONS MÉDICALES ET SCIENTIFIQUES

Éditions E.D.K.
10, villa d'Orléans
75014 PARIS
Tél. : 01 53 91 06 06

ISBN : 2-84254-092-1

Sommaire

I
Généralités

Les infections SIV chez les primates et le risque de zoonoses

Michaela C. MÜLLER-TRUTWIN[1], Jean-Christophe PLANTIER[2], Ousmane M. DIOP[3], Maria MAKUWA[4], Sandrine SOUQUIÈRE[4], Christopher KORNFELD[1], Aissatou GUÈYE[1], Mickaël PLOQUIN[1], Pierre ROQUES[4, 5], Éric NERRIENET[6], Françoise BARRÉ-SINOUSSI[1], François SIMON[2]

[1] *Unité de Biologie des Rétrovirus, Institut Pasteur, 25, rue du Docteur Roux, 75015 Paris, France*
[2] *Service de Virologie, Hôpital Charles Nicolle, CHU de Rouen, France*
[3] *Laboratoire des Rétrovirus Simiens, Institut Pasteur, Dakar, Sénégal*
[4] *Centre International de Recherches Médicales de Franceville, Franceville, Gabon*
[5] *Service de Neurovirologie, CEA, Fontenay aux Roses, France*
[6] *Laboratoire de Virologie, Centre Pasteur, Yaoundé, Cameroun*

Les primates peuvent être infectés par des lentivirus apparentés aux virus de l'immunodéficience humaine de type 1 et de type 2 (VIH-1 et VIH-2), agents étiologiques du SIDA chez l'homme. Les VIH-1 et VIH-2 ont été découverts respectivement en 1983 [3] et 1986 [8]. Le premier lentivirus simien (SIV pour *simian immunodeficiency virus*) fut identifié en 1985 chez des singes macaques *(Macacca mulatta, M. cynomolgus, M. nemestrina, M. arctoïdes)* en captivité [13]. Ces singes présentaient des symptômes cliniques identiques au SIDA chez l'homme. Les lentivirus isolés chez ces macaques furent nommés SIVmac.

L'infection SIVmac chez le macaque est fréquemment accompagnée d'une lymphadénopathie. Les singes progressent vers la maladie en présentant une altération de l'état général avec survenue d'infections opportunistes se traduisant le plus souvent par des diarrhées [32]. Le temps s'écoulant entre l'infection et le développement d'un SIDA varie toutefois selon l'animal et le virus [24]. Selon les résultats d'infections expérimentales avec SIVmac chez le macaque, les symptômes apparaissent entre 6 à 12 mois post-infection (p.i.) dans un tiers des cas. Un autre tiers des animaux infectés développe des signes cliniques rapidement en quelques semaines ou mois post-infection, pouvant parfois ne pas développer des réponses humorales dirigés contre le virus. Enfin, des macaques infectés par SIVmac peuvent ainsi rester asymptomatiques pendant plusieurs années.

Les études épidémiologiques n'ont pu mettre en évidence d'infection naturelle par du SIV chez les singes macaques dans leur habitat naturel [14]. Ceci suggère donc une transmission accidentelle du SIVmac d'un hôte naturel potentiel vers des macaques en captivité. Cette hypothèse s'est vérifiée avec l'isolement en 1986 d'un SIV, nommé SIVsm, chez le mangabey enfumé *(Cercocebus atys).* En effet : (1) ces animaux étaient maintenus captifs dans des centres de primatologie américains où vivaient également des macaques dépistés séropositifs [17, 36, 44] ; (2) les études épidémiologiques ont montré que les mangabeys enfumés sauvages peuvent être infectés par le SIVsm dans leur habitat naturel (l'Afrique de l'Ouest) ; et (3) les analyses génétiques ont revelé une parenté génétique très élevée entre le SIVsm et le SIVmac confirmant bien que SIVmac provient d'une transmission du SIVsm du mangabey enfumé au macaque en captivité. Le macaque, bien que non-infecté dans son habitat naturel, est donc sensible à l'infection par SIV, pouvant être porteur asymptomatique ou symptomatique de SIV en captivité.

Les réservoirs naturels de SIV

Seuls les primates d'Afrique sont des porteurs naturels de SIV, aucun SIV n'ayant été à ce jour détecté chez les singes originaires d'Asie ou du nouveau monde *(Tableau I).* Contrairement aux macaques, les singes d'Afrique ne semblent pas développer de SIDA suite à l'infection SIV et sont donc des porteurs sains [40-42].

Des SIV ont été identifiés chez de nombreuses espèces de primates d'Afrique appartenant aux sous-familles des *Cercopithecinae* et *Colobinae*, ainsi qu'à la famille des *Pongidae*. Parmi les *Pongidae*, ce sont deux sous-espèces de chimpanzés (*Pan troglodytes troglodytes* et *P. t. schweinfurthii*) qui ont été décrit pouvant être infectés naturellement par des lentivirus, nommés SIVcpz [10, 19, 43, 47, 48]. Parmi les *Cercopithecinae*, en dehors du mangabey enfumé, d'autres singes peuvent être porteurs de SIV. Le mangabey à crête rouge *(Cercocebus torquatus torquatus)* est porteur de SIVrcm [21]. Les mandrills *(Mandrillus sphinx)* peuvent être infectés par SIVmnd-1 ou SIVmnd-2 [55, 57]. Le drill *(Papio leucophaeus)* peut être porteur d'un virus nommé SIVdrl [9]. De nombreux cercopithèques ou espèces proches des cercopithèques sont infectés par SIV. Il s'agit notamment du cercopithèque à diadème *(Cercopithecus mitis)*, du cercopithèque de l'Hoest *(C. lhoesti lhoesti)* et du singe à queue de soleil *(C. l. solatus)* ; respectivement porteurs de SIVsyk, SIVlhoest et SIVsun [4, 16, 25]. Les quatre espèces de singes verts d'Afrique (AGM) : *Chlorocebus pygerythrus* (vervet), *C. aethiops* (grivet), *C. sabaeus* (sabaeus) et *C. tantalus* (tantale) sont les hôtes naturels d'un virus désigné SIVagm [39, 57]. Le talapoin *(Miopithecus talapoin)* quant à lui est porteur d'un virus nommé SIVtal [46]. Enfin, parmi les *Colobinae*, le colobe noir et blanc *(Colobus guereza)* a été décrit plus récemment comme pouvant héberger un SIV, appelé SIVcol [11, 12]. De plus, une suspicion d'infection par SIV chez des espèces proches, à savoir le colobe vert *(Piliocolobus*

Tableau I

Les infections SIV décrites chez les espèces simiennes

	Hôte		SIV
Hôte naturel	CHIMPANZÉ	*P. t. troglodytes* *P. t. schweinfurthii*	SIVcpz-gab/cam/US SIVcpz-ant
	MANGABEY	*C. atys* *C. t. torquatus*	SIVsm SIVrcm
	MANDRILL	*M. sphinx* *M. sphinx*	SIVmnd-1 SIVmnd-2
	DRILL	*M. leucophaeus*	SIVdrl
	L'HOEST	*C. l. lhoesti* *C. l. solatus*	SIVlhoest SIVsun
	SINGE VERT D'AFRIQUE	*C. tantalus* *C. aethiops* *C. sabaeus* *C. pygerythrus*	SIVagm.tan SIVagm.gri SIVagm.sab SIVagm.ver
	C. DIADÈME	*C. mitis*	SIVsyk
	De BRAZZA	*C. neglectus*	SIVdeb
	C. MONA	*C. mone*	SIVmon
	TALAPOIN	*M. talapoin*	SIVtal
	COLOBE	*C. guereza*	SIVcol
Infection par le SIV d'une autre espèce ou sous-espèce	CHIMPANZÉ	*P.t.vellerosus*	SIVcpz-cam
	BABOUIN	*P. h. cynocephalus* *P. ursinus*	SIVagm.ver SIVagm.ver
	MANGABEY	*C. t. lunulatus*	SIVagm.ver
	PATAS	*E. patas*	SIVagm.sab
	MACAQUE	*M. arctoïdes* *M. fascicularis* *M. mulatta* *M. nemestrina*	SIVmac SIVmac SIVmac SIVmac

badius) et le colobe rouge *(Procolobus verus)* a été rapportée récemment [11, 12]. Il paraît très probable que la liste n'est pas close et que d'autres hôtes naturels de SIV seront identifiés dans le futur, notamment chez le cercopithèque de Brazza *(Cercopithecus neglectus)*, mone *(Cercopithecus mona wolfii)* et hocheur *(Cercopithecus ascanius)* [1, 52].

Des cas sporadiques d'infections lentivirales ont également été décrites chez le babouin jaune *(Papio hamadryas cynocephalus)*, le babouin chacma *(Papio ursinus)* et le patas *(Erythrocebus patas)* [6, 27, 58]. Tous les virus isolés chez ces animaux présentaient une très grande proximité génétique avec les SIVagm des AGM. Ces infections sont probablement la conséquence de transmissions des SIVagm du singe vert à des espèces partageant la même niche écologique. Des cas de transmissions de SIV ont été décrits également entre animaux d'espèces ou de sous-espèces distinctes en captivité. Un *P. t. troglodytes* infecté par SIVcpz *in natura* a pu transmettre le virus à son compagnon de cage, un chimpanzé de la sous-espèce *P. t. vellerosus* [10]. Un SIVagm a été décrit chez un mangabey à collier blanc vivant en captivité *(Cercocebus torquatus lunulatus)* [56]. Des primates d'Afrique, sans en être réservoirs naturels proprement dits, peuvent donc être infectés occasionnellement par un SIV normalement présent chez un autre hôte.

La séroprévalence de l'infection SIV dans les populations naturelles a été étudiée de manière extensive essentiellement chez les AGM. Quarante à 50 % des AGM en moyenne sont porteurs d'anticorps anti-SIV [39]. La séroprévalence augmente avec l'âge [28]. Si les adultes AGM sont fréquemment porteurs d'anticorps anti-SIVagm *in natura*, la majorité des AGM très jeunes ne sont pas infectés. La séroprévalence SIV chez les animaux sauvages au sein d'autres espèces n'est que peu connue du fait du faible nombre d'animaux étudiés. Cependant, les résultats obtenus auprès de 18 mangabeys enfumés et de 24 mandrills sauvages suggèrent que cette prévalence pourrait être élevée également avec là encore une fréquence plus élevée chez l'adulte que chez les juvéniles [7, 55].

Modes de transmission du SIV entre primates

Les taux d'infection qui sont supérieurs chez les adultes comparativement aux juvéniles, tout du moins chez les AGM qui ont été les plus étudiés, suggèrent que les transmissions se feraient préférentiellement par voie horizontale. Chez les AGM, deux modes de transmission horizontale du SIVagm ont été proposés : la voie sexuelle et les morsures [15, 37, 49]. Les modes de transmission pourraient être similaires au sein des mangabeys enfumés sauvages et captifs [7, 50]. Une situation différente a été décrite au sein d'une colonie de mandrills vivant en semi-liberté au Gabon où aucun cas de transmission sexuelle n'a pu être mis en évidence [20]. En effet, les études d'épidémiologie moléculaire indiquent plutôt un passage du virus par morsure lors de contacts agressifs entre les mâles dans cette colonie [45]. Chez des adultes sauvages, des infections ont cependant pu être identifiées chez au moins 5 femelles [55]. La voie de transmission du SIVmnd *in natura* est encore inconnue, mais une transmission sexuelle n'est donc pas exclue.

La transmission du virus de la mère à l'enfant paraît moins fréquente que la voie horizontale. Cependant, des cas d'infections d'enfants nés de femelles séropositives ont été rapportés au sein de la colonie de mandrills vivant en semi-liberté au CIRMF (Gabon), sans que l'on sache pour l'instant s'il pourrait s'agir d'une transmission *in utero*, périnatale (lors de la délivrance) ou post-natale (lors de l'allaitement) [45, 55]. Des études supplémentaires sont nécessaires pour comprendre les modes d'infection des singes très jeunes.

Les voies de transmission inter-espèces du SIV *in natura* sont les moins explorées. Une transmission par morsure ou par contact avec du sang contaminé entre animaux n'est pas exclue. Des contacts occasionnels entre espèces partageant le même habitat naturel, par exemple entre singes patas et AGM en Afrique de l'Ouest, ont été décrits et pourraient être à l'origine de telles transmissions [18].

Les SIV apparentés aux VIH

Les SIV, tout comme les VIH, sont des virus d'une variabilité génétique extrême. Des virus SIV isolés chez deux espèces distinctes peuvent montrer plus de 50 % de différence nucléotidique entre leur génomes, soit la même distance existant entre VIH-1 et VIH-2. À titre comparatif, la différence entre les génomes de l'homme et du chimpanzé est de l'ordre de 2 à 3 %.

Les SIV connus à ce jour peuvent être classés en six lignées phylogénétiques *(Figure 1)*. Les virus VIH-1 sont génétiquement apparentés aux SIVcpz. En revanche, les VIH-2 forment une lignée commune avec les SIVsm et SIVmac. Il existe ainsi des SIVsm isolés chez des mangabeys enfumés sauvages montrant seulement 10 % de divergence nucléotidique environ avec le sous-type E de VIH-2 au niveau du gène *gag* [7]. Ce niveau de divergence est 2 à 3 fois plus faible que les distances entre les différents sous-types de VIH-2 (13-24 %). Enfin, SIVsm/SIVmac présentent la même organisation génétique que VIH-2 [23]. Leurs génomes ne possèdent pas le gène *vpu*, présent chez les VIH-1, mais possèdent à l'inverse un gène *(vpx)* absent des génomes de VIH-1 et des autres SIV [60]. La parenté génétique entre le VIH-2 et ces virus simiens sont en faveur d'une zoonose [8, 23]. Un autre argument en faveur d'une origine simienne du VIH-2 est la distribution géographique, l'Afrique de l'Ouest étant à la fois l'habitat naturel du mangabey enfumé et l'épicentre des infections à VIH-2. Les SIVsm et VIH-2 les plus proches génétiquement parlant ont été retrouvés dans les mêmes zones géographiques [7]. L'isolat SIVsm-Lib1, identifié chez un animal domestique à Harbel, une ville du Libéria, est ainsi génétiquement très proche de la souche VIH-2 FO784 isolée chez une personne travaillant dans cette même ville (90,7 % d'identité au niveau du gène *gag*). De même, le degré d'identité nucléotidique entre les isolats SIVsm-SL92b et SIVsm-SL92c de mangabeys domestiques dans un village de Sierra Leone et la souche VIH-2 PA d'un patient né dans un village voisin est particulièrement élevé (89,3 % dans *gag*). C'est sur la base de ces arguments que repose l'hypothèse de l'origine simienne de VIH-2 comme conséquence d'une transmission de SIVsm à l'homme.

Si l'origine du VIH-2 apparaît claire, celle du VIH-1 a fait régulièrement l'objet de débats [40-42]. L'hypothèse d'une origine simienne du VIH-1 repose sur plusieurs arguments. Six lentivirus apparentés au VIH-1 ont été identifiés chez des chimpanzés originaires d'Afrique Centrale ou du Cameroun. L'organisation génomique de ces SIVcpz est identique à celle des VIH-1, mais différente des autres SIV [10, 19, 26, 43, 59]. De plus, SIVcpz et VIH-1 forment une seule et même lignée phylogénétique *(Figure 1)*. Les SIVcpz de la sous-espèce *P. t. troglodytes* sont particulièrement proches des VIH-1 [10, 19]. Cette parenté est retrouvée notamment avec les VIH-1 du groupe N isolés au Cameroun [2, 53]. Selon Gao *et al.* [19], le *P. t. troglodytes* serait le réservoir initial de l'infection

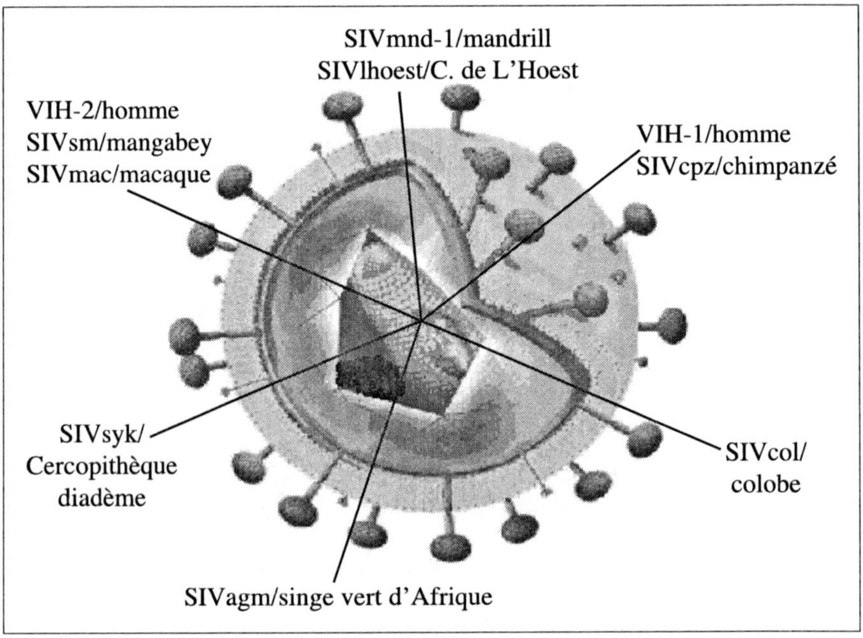

Figure 1. Les six lignées phylogénétiques des lentivirus de primates.

humaine VIH-1 [19]. On ne peut cependant exclure à l'heure actuelle que d'autres sous-espèces de chimpanzés soient porteuses de virus génétiquement plus proches des VIH-1 [10].

Mais la parenté phylogénétique significative entre le virus de *P. t. troglodytes* et le VIH-1 reste limitée au gène *env* de VIH-1 du groupe N. L'origine des gènes *gag* et *pol* des VIH-1 reste encore incertaine. Des incertitudes plus grandes persistent sur l'origine des deux autres groupes de VIH-1, les groupes M et O. Bien qu'ils proviennent probablement de deux transmissions indépendantes de SIVcpz du chimpanzé à l'homme, aucun SIVcpz très proche des VIH-1 des groupes M et O n'a encore été identifié. Il est possible que les chimpanzés porteurs des ancêtres des virus VIH-1 M et O soient aujourd'hui disparus. Il est possible également que des virus proches des VIH-1 M et O soient découverts dans le futur chez d'autres espèces animales en Afrique. Le virus SIVrcm, identifié chez un mangabey à crête rouge *(Cercocebus t. torquatus)* possède un gène *pol* phylogénétiquement proche des VIH-1 [21]. En outre, un VIH présentant une parenté antigénique avec le gène *env* de SIVmnd a été récemment rapporté [55]. Par conséquent, le potentiel de transmission à l'homme d'autres SIV que SIVcpz ou SIVsm/SIVmac ne doit donc pas être sous-estimé. L'ensemble de ces données indique une évolution propre de ces lentivirus au sein de leur espèce d'hôte, associée à des événements de transmissions inter-espèces conduisant des fois à des recombinaisons entre deux virus chez des hôtes doublement infectés.

Les cas décrits de transmission de SIV à l'homme

Trois cas de transmission de SIV à l'homme sont documentés dans la littérature [29, 30]. Il s'agissait toujours d'une transmission accidentelle d'un virus de la lignée SIVsm/SIVmac à partir d'un singe macaque en captivité. Le macaque infecté par SIVsm/SIVmac étant le modèle animal du SIDA le plus fréquemment utilisé, il existe un risque de d'exposition au SIV plus élevée. Dans un de ces cas, une piqûre avec une aiguille contaminée était à l'origine de l'infection [29]. Dans un autre cas, une transmission suite à la manipulation sans gants des produits d'animaux est évoquée [30]. Au moins un de ces patients exposés au SIV a présenté une séroconversion et une infection persistante avec une charge virale faible. Le potentiel d'évolution vers le SIDA de ces patients est pour l'heure inconnue.

On peut établir un parallèle avec les accidents d'exposition au sang (AES) des personnels de santé, chez qui le risque moyen d'infection par le VIH est de 0,3 % par piqûre. Ce taux ne reflète qu'une moyenne globale et non la diversité des situations des AES, le risque étant d'autant plus important que le patient source est dans un stade avancé et que la blessure est profonde.

Dépistage du SIV

Tous ces SIV appartiennent donc à une des 6 lignées phylogénétiques *(Figure 1)* en étant soit spécifiques d'espèce, soit le produit d'une transmission inter-espèce suivi d'une recombinaison entre des virus de ces différentes lignées. L'existence dans le monde simien d'autres SIV, apparentés ou de lignées encore non reconnues, est hautement probable et nécessite des outils performants pour la surveillance sanitaire. Pour dépister tous ces SIV connus et détecter des virus encore non identifiés, il faut des outils à la fois spécifiques (ne donnant pas de faux positifs au dépistage) mais aussi sensibles (pour détecter l'ensemble de ces SIV). Les méthodes de détection du génome viral sont difficiles à mettre en œuvre, onéreuses et parfois peu sensibles, en fonction de la qualité des prélèvements et de la charge virale chez les animaux. Le dépistage de nouveaux variants par amplification génique (PCR, *polymerase chain reaction*) nécessite soit l'utilisation d'amorces nucléotidiques spécifiques du virus recherché, ce qui par définition est difficile dans le cas de SIV non encore identifiés, ou l'utilisation d'amorces dégénérées qui peuvent cependant induire des réactions non spécifiques [40-42]. Aussi la reconnaissance d'anticorps dirigés directement ou réagissant de façon croisée sur des épitopes plus ou moins spécifiques est une alternative intéressante. Les tests sérologiques jusque-là disponibles (essentiellement des tests EIA *[Enzyme Immuno-Assay]* conçus pour détecter l'infection par VIH-1 ou VIH-2) ont été utilisés pour détecter avec plus ou moins d'efficacité les SIV retrouvés chez les chimpanzés, chez les mangabeys enfumés ou les macaques, respectivement apparentés aux VIH-1 et VIH-2 grâce au partage de caractéristiques antigéniques liées à la parenté phylogénétique entre VIH-1 et SIVcpz ainsi qu'entre VIH-2, SIVsm et SIVmac. Mais les tests, selon leur format et le type d'antigènes, peuvent présenter un manque de sensibilité ou de spécificité pour les autres SIV. Les méthodes de *Western blot* VIH-1 ou VIH-2, basées sur du lysat viral, seraient plus sensibles que les EIA pour détecter les SIV de par leur nature antigénique plus large, mais sont difficilement réalisables sur des grandes séries d'échantillons. Nous avons donc développé une stratégie d'ELISA indirecte, nommée PLIA (pour *Primate Lentiviruses Immuno-Assay*), combinant un test de détection et un test de discrimination des principaux lentivirus d'homme et de primate [54]. Ces tests utilisent des oligopeptides de synthèse mimant la région immunodominante de la glycoprotéine transmembranaire (gpTM) pour la détection, et la boucle V3 de la glycoprotéine de surface pour la discrimination [38]. Vingt peptides synthétiques (10 gpTM + 10 V3) ont déjà été synthétisés couvrant les épitopes des 6 lignées de lentivirus connus et d'un SIV recombinant (SIVrcm) :

– lignée HIV-1/SIVcpz avec des peptides des groupes M, N et O, et SIVcpz gab-1 ;
– lignée SIVsm/HIV-2/SIVmac avec un peptide SIVsm ;
– lignée SIVmnd/SIVlhoest/SIVsun avec un peptide SIVmnd ;
– lignée SIVagm avec un peptide SIVagm (vervet) ;
– lignée SIVsyk avec un peptide SIVsyk ;
– lignée SIVcol avec un peptide SIVcol ;
– SIVrcm avec un peptide spécifique.

La *Figure 2* représente les réactivités de différents sérums simiens et humains sur un format du test sans peptides SIVcol. Le principe du test est simple : les peptides représentant les antigènes des différentes lignées SIV/VIH sont fixés dans les puits d'une microplaque (1 antigène par ligne) ; les anticorps présents dans le sérum ou le plasma vont ensuite se lier à l'antigène correspondant. Le complexe est révélé par une réaction immuno-enzymatique colorée utilisant un anticorps anti-anticorps humain marqué à une enzyme, et un agent chromogène. Les réactivités croisées observées contre le peptide de la gpTM permettent la détection d'un spectre large de virus ; les réactivités plus spécifiques contre le peptide V3 permettent la discrimination (identification) du type de virus (*Figure 2*) et en conséquence une orientation des analyses moléculaires complémentaires à réaliser. Ce principe à l'avantage d'être ouvert à l'addition de nouveaux peptides suite aux caractérisations d'éventuels nouveaux virus. Ainsi, la version PLIA actuelle inclut désormais les peptides gpTM et V3 de SIVcol.

Une pré-étude de cette stratégie de détection « gpTM » suivie d'une discrimination « V3 » sur un panel de référence de sérums humains (n = 249) et simiens (n = 66) a montré une sensibilité (hors phase aiguë de primo-infection) de 100 % et une spécificité de 100 % [54]. Toutes les réactivités anti-V3 ont été confirmées par séquençage avec correspondance totale entre résultats sérologiques et moléculaires. Nous avons ensuite utilisé le PLIA en condition de terrain sur 537 prélèvements simiens essentiellement recueillis en Afrique centrale [54]. Vingt-cinq espèces différentes de primates étaient représentées. Des anticorps anti-SIV ont été détectés chez six *C. aethiops*, 1 *C. solatus*, 14 *P. papio*, 3 *C. torquatus*, 19 *M. sphinx*, 3 *M. leucophaeus*, et 1 *Pan troglodytes*. La discrimination V3 a permis d'emblée la classification de 75 % des échantillons. Dans tous les cas, sauf pour *P. papio*, la détection des anticorps correspondait à une infection SIV confirmée par des analyses génétiques (amplifications génomiques et détermination de séquences nucléotidiques). Différents examens complémentaires

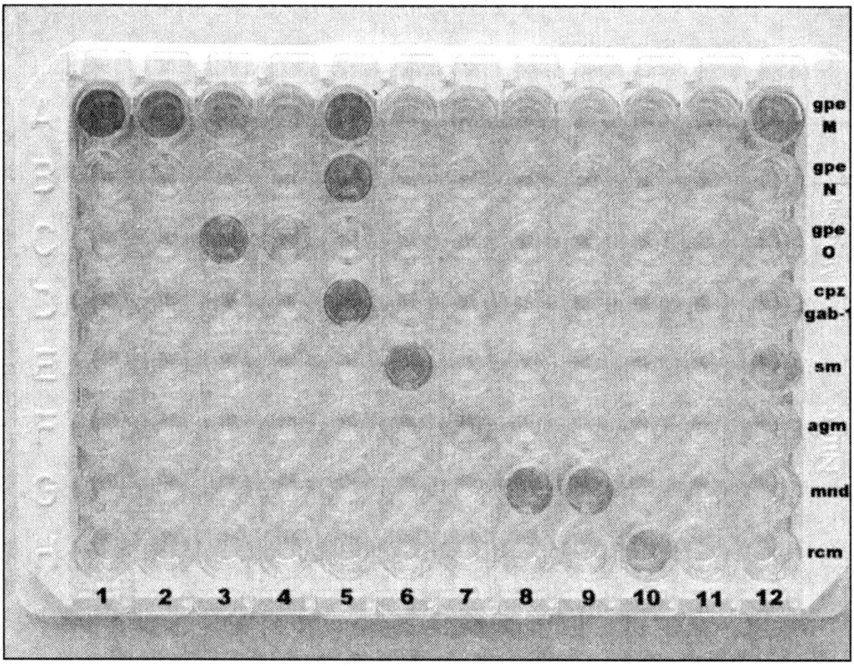

Figure 2. Test de discrimination (V3) des sérums simiens et humains réactifs après dépistage positif avec le test gpTM : le format V3 permet l'identification du type de virus SIV/VIH. Les colonnes sont disposées de la manière suivante : sérums de sujets infectés par VIH-1 groupe M (colonnes 1 et 2) ou VIH-1 groupe O (colonnes 3 et 4) ; sérums de singes infectés par SIVcpz (colonne 5), SIVsm (colonne 6), SIVagm (colonne 7), SIVmnd (colonne 8), SIVsun (colonne 9) ou SIVrcm (colonne 10). La colonne 11 correspond à un témoin VIH/SIV séronégatif. Un échantillon doublement infecté VIH-1/VIH-2 (colonne 12) montre des réactivités croisées. À noter le profil particulier observé avec le sérum d'un chimpanzé infecté par SIVcpz (colonne 5), qui réagit de manière identique avec les peptides VIH-1 N et SIVcpz gab (résultat dû à la parenté phylogénique de ces 2 virus dans la région Env). La très forte réactivité de ce sérum sur le peptide M est en revanche particulière à cet échantillon, une réactivité croisée plus faible étant généralement observée (résultat dû probablement au jeune âge de ce chimpanzé étudié). À noter également la double réactivité VIH-1 groupe M et SIVsm de l'échantillon de la colonne 12 qui permet de conclure, avec le profil gpTM, à une double infection VIH-1/VIH-2.

sérologiques et moléculaires réalisés chez ces babouins n'ont pas encore permis de déterminer s'il s'agit de fausses réactivités du format gpTM ou d'une réelle infection par un SIV divergent, tout comme chez d'autres babouins séropositifs décrits dans la littérature et chez lesquels aucun SIV spécifique d'espèce n'a pu être isolé à ce jour [31].

Des analyses sur 150 primates captifs vivant en France (zoos, centres de recherche) ont également été réalisées à ce jour sur plus de 15 espèces différentes. Tous les résultats sérologiques ont été négatifs pour ces animaux. Le taux d'infection par SIV chez des singes maintenus en captivité dans des structures zoologiques peut être faible dans beaucoup de cas, mais de telles infections existent et ont déjà été décrites [5, 10, 50].

Le dépistage du SIV apparaît indispensable à une meilleure connaissance des lentivirus de primates existant chez les primates et de leur prévalence à la fois chez les animaux en captivité et en milieu sauvage. Le dépistage et le suivi sérologique des primates vivant en captivité ainsi que des personnes directement en contact avec des animaux ou manipulant des produits d'animaux, demeure une des meilleures garanties pour limiter les risques de transmission virale entre singes ou entre singes et hommes [51]. Il est alors important de tester les primates maintenus en captivité, et tout nouvel animal dès son arrivée dans une colonie [33]. Il est préférable que les animaux soient testés en début et en fin de quarantaine, la fenêtre de séroconversion, période durant laquelle l'hôte est infecté mais les anticorps non encore détectables, pouvant parfois s'allonger jusqu'à 6 mois. Si un animal se révèle séropositif dans la colonie, le dépistage des autres animaux permet de vérifier une éventuelle transmission à des singes maintenus dans le même enclos. Ici aussi, il faut tenir compte de la fenêtre de séroconversion. Les travaux expérimentaux indiquent que cette période de séronégativité peut être, lors de l'infection expérimentale SIV chez les macaques, les singes verts ou les mandrills, de l'ordre de 3 à 6 semaines comme dans 95 % des infections VIH que l'on a pu dater chez l'homme. Mais rien n'est connu de la durée d'une séroconversion lors d'une transmission naturelle des SIV et c'est pourquoi il faut tenir compte d'une fenêtre de séroconversion de 6 mois ou plus.

Propositions de conduite en cas d'exposition accidentelle

Plusieurs dizaines d'accidents d'exposition aux singes sont annuellement rapportées en France, généralement par les centres de surveillance de la rage. Il n'existe, pour l'heure, aucune recommandation officielle pour la gestion de ces accidents impliquant des virus SIV. En cas d'exposition accidentelle humaine à du matériel infectieux simien après morsure, griffure ou encore contact avec par exemple des produits sanguins, le suivi sérologique et clinique des individus pourrait être réalisé suivant les recommandations en vigueur dans les cas des AES, mais avec une surveillance sérologique prolongée de un an post-exposition. Cette surveillance rallongée de 6 mois à un an par rapport aux cas d'exposition à du matériel potentiellement contaminé par VIH tient compte de la variabilité antigénique de virus SIV et de la méconnaissance des sensibilités des tests sur la période de séroconversion par SIV. Il faut penser également au dépistage d'autres pathogènes éventuels (rage, hépatites, HTLV, etc.).

En France, les services d'urgence de l'ensemble des hôpitaux, en cas d'absence d'un infectiologue référent, sont capables de prendre en charge, 24 heures sur 24, les accidents d'exposition au VIH. On peut donc se référer, en l'absence de recommandations actuelles, à ces services. Selon les connaissances sur le statut d'infection de l'animal, le type de blessure et d'autres paramètres, le médecin pourra on non proposer une prophylaxie. Si une prophylaxie est décidée, il est important de communiquer au médecin les données suivantes extrapolées d'études *in vitro* :

– s'il s'agit d'une souche potentiellement rattachée à SIVcpz, les recommandations décrites pour VIH-1 (association d'inhibiteurs de la transcriptase inverse et d'inhibiteurs de la protéase) peuvent être appliquées ;

– s'il s'agit d'un autre SIV, il faut considérer que ces virus ne sont généralement pas sensibles aux inhibiteurs non-nucléosidiques de la transcriptase inverse et que la sensibilité aux anti-protéases n'est pas toujours démontrée. Toutefois, le saquinavir (Invirase® ou Fortovase®) et l'indinavir (Crixivan®) semblent doués, *in vitro*, d'une bonne activité sur les rares souches VIH-2 et SIV explorées jusqu'à présent. On pourrait conseiller une association d'inhibiteurs de la transcriptase inverse telle que ddi (Videx®) et d4T (Zerit®) pendant 28 jours. Ces drogues sont largement disponibles dans les hôpitaux publics. Si le risque semble majeur (animal SIV positif connu, morsure profonde...), on peut adjoindre à cette association une anti-protéase. Cette prophylaxie doit être suivie médicalement, de par les risques d'effets secondaires. Il faut noter cependant que des cas d'infection ont été rapportés en dépit d'un traitement prophylactique rapide, à la fois chez l'homme et le singe [22, 34, 35]. Enfin, la prise en charge psychologique ne doit pas être négligée d'autant que les limites de nos connaissances vont entraîner un suivi de au moins un an.

En conclusion

La surveillance virale des animaux vivant en captivité est nécessaire en terme de protection du personnel et de protection des colonies [33, 51]. L'outil ELISA sur peptides de synthèse (PLIA) permet, avec une très bonne sensibilité et spécificité, une surveillance de tous les SIV connus. Cette stratégie ELISA combinée est une méthode simple et peu coûteuse. Les réactivités à large spectre du format gpTM et la spécificité du format V3 font du PLIA un outil d'intérêt pour détecter une infection SIV et surveiller l'émergence de nouveaux variants. Ce dépistage doit être accompagné de réflexions sur la mesure des risques, l'information du personnel, les pratiques de laboratoire, les conditions de maintien des animaux séropositifs et la prise en charge du personnel en cas d'accidents.

Cet article a été publié en 2001 dans la revue *Primatologie*, vol. 4, p. 299-321.

RÉFÉRENCES BIBLIOGRAPHIQUES

1. Abela B, Auzel P, Courgnaud V, Liegeois F, Pourrut X, Bibollet-Ruche F, Mpoudi Ngole E, Koulagna D, Hahn BH, Delaporte E, Peeters M. *Ongoing exposure of humans to an extraordinary variety of simian immunodeficiency viruses in west central Africa.* Paris (France) : 8th Annual discussion meeting on HIV dynamics and evolution, 2001.
2. Ayouba A, Souquière S, Njinku B, Martin P, Müller-Trutwin MC, Roques P, Barré-Sinoussi F, Nerrienet E. HIV-1 group N among HIV-1-seropositive individuals in Cameroon. *AIDS* 2000 ; 14 (16) : 166-72.
3. Barré-Sinoussi F, Chermann JC, Rey F, Nugeyre MT, Chamaret S, Gruest F, Dauguet C, Axler-Blin C, Brun-Vezinet F, Rouzioux C, Rozenbaum W, Montagnier L. Isolation of a

T-lymphotropic retrovirus from a patient at risk of acquired immunodeficiency syndrome. *Science* 1983 ; 220 : 868-71.

4. Beer B, Denner J, Brown CR, Norley S, Megede JZ, Coulibaly C, Plesker L, Holzhammer S, Baier M, Hirsch V, Kurth R. Simian immunodeficiency virus of African green monkey is apathogenic in the newborn natural host. *J AIDS Hum Retrovir* 1998 ; 18 : 210-20.
5. Beer B, Bailes E, Goeken R, Dapolito G, Coulibaly C, Norley SG, Kurth R, Gautier JP, Gautier-Hion A, Vallet D, Sharp PM, Hirsh VM. SIV from sun-tailed monkeys *(Ceropithecus solatus)* : evidence for host-dependent evolution of SIV within the *C. lhoesti* superspecies. *J Virol* 1999 ; 73 : 7734-44.
6. Bibollet-Ruche F, Galat-Luong A, Cuny G, Sarni-Manchado P, Galat G, Durand JP, Pourrut X, Veas F. Simian immunodeficiency virus infection in a patas monkey *(Erythrocebus patas)* : evidence for a cross-species transmission from African green monkeys *(Cercopithecus aethiops sabaeus)* in the wild. *J Gen Virol* 1996 ; 77 : 773-81.
7. Chen Z, Telfier P, Gettie A, Reed P, Zhang L, Ho DD, Marx PA. Genetic characterization of new West African simian immunodeficiency virus SIVsm : geographic clustering of household-derived SIV strains with human immunodeficiency virus type 2 subtypes and genetically diverse viruses from a single feral sooty mangabey troop. *J Virol* 1996 ; 70 (6) : 3617-27.
8. Clavel F, Guetard D, Brun-Vezinet F, Chamaret S, Rey MA, Santos-Ferreira MO, Laurent AG, Dauget C, Katlama C, Rouzioux C, Klatzmann D, Champalimaud JL, Montagnier L. Isolation of a new human retrovirus from West African patients with AIDS. *Science* 1986 ; 233 : 343-6.
9. Clewley JP, Lewis JCM, Brown DWG, Gadsby EL. A novel simian immunodeficiency virus (SIVdrl) pol sequence from the drill monkey, *Mandrillus leucophaeus*. *J Virol* 1998 ; 72 : 10305-9.
10. Corbet S, Müller-Truwin MC, Versmisse P, Delarue S, Ayouba A, Lewis J, Brunak S, Martin P, Brun-Vezinet F, Simon F, Barré-Sinouiss F, Mauclère P. Env sequences of SIV from chimpanzees in Cameroon are strongly related to those of HIV group N from the same geographic area. *J Virol* 2000 ; 74 (1) : 529-34.
11. Courgnaud V, Formenty P, Akoua-Koffi C, Noe R, Boesch C, Delaporte E, Peeters M. *Molecular characterization of new SIVs from different species of colobus monkeys in West Africa.* Paris (France) : 8th Annual discussion meeting on HIV dynamics and evolution, 2001.
12. Courgnaud V, Pourrut X, Bibollet-Ruche F, Mpoudi-Ngole E, Bourgeois A, Delaporte E, Peeters M. Characterization of a novel SIV from guereza colobus monkeys *(colobus guereza)* in Cameroon : a new lineage in the nonhuman primate lentivirus family. *J Virol* 2001 ; 75 (2) : 857-66.
13. Daniel MD, Letvin NL, King NW, Kannnagi M, Sehgal PK, Hunt RD, Kanki PJ, Essex M, Desrosiers RC. Isolation of T-cell tropic HTLV-III-like retrovirus from macaques. *Science* 1985 ; 228 : 1201-4.
14. Daniel MD, Letvin NL, Sehgal PK, Schmidt DK, Silva DP, Solomon KR, Hodi FSJ, Ringler DJ, Hunt RD, King NW, Desrosiers RC. Prevalence of antibodies to three retroviruses in a captive colony of macaque monkeys. *Int J Cancer* 1988 ; 41 : 601-8.
15. Diop OM, Gogovor H, Galat-Luong A, Durand JP, LeGuenno B, Michel P, Akakpo A, Galat G. Transmission sexuelle et par morsure de SIVagm chez des singes verts, *cercopithecus aethiops sabaeus*, captifs. Station Biologique de Paimont : 5e Colloque de la Société Française de Primatologie (SFDP), 1993.
16. Emau P, McClure HM, Isahakia M, Else JG, Fultz PN. Isolation from African Sykes' monkeys *(Cercopithecus mitis)* of a lentivirus related to human and simian immunodeficiency viruses. *J Virol* 1991 ; 65 : 2135-40.
17. Fultz PN, McClure HM, Anderson DC, Swenson RB, Anand R, Srinivasan A. Isolation of a T-lymphotropic retrovirus from naturally infected sooty mangabey monkeys *(Cercocebus atys)*. *Proc Natl Acad Sci USA* 1986 ; 83 : 5286-90.
18. Galat-Luong A. Observation de contacts interindividuels interspecifiques avec échanges de fluides corporels entre singes verts, *Cercopithecus aethiops*, et *patas*, *Erythrocebus patas*. Dakar, Sénégal : 6th International Conference on AIDS in Africa, 1991 : T.A.124.
19. Gao F, Bailes E, Robertson DL, Chen Y, Rodenburg CM, Michael SF, Cummins LB, Arthur IO, Peeters M, Shaw G, Sharp PM, Hahn HB. Origin of HIV-1 in the chimpanzee *Pan troglodytes troglodytes*. *Nature* 1999 ; 397 : 436-40.

20. Georges-Courbot MC, Moisson P, Leroy E, Pingard AM, Nerrienet E, Dubreuil G, Wickings EJ, Debels F, Bedjabaga I, Poaty-Mavoungou V, Hahn NT, Georges AJ. Occurrence and frequency of transmission of naturally occurring simian retroviral infections (SIV, STLV, and SRV) at the CIRMF primate center, Gabon. *J Med Primatol* 1996 ; 25 (5) : 313-26.
21. Georges-Courbot MC, Lu CY, Makuwa M, Telfer P, Onanga R, Dubreuil G, Chen Z, Smith SM, Georges A, Gao F, Hahn BH, Marx PA. Natural infection of a household pet red-capped mangabey *(Cercocebus torquatus torquatus)* with a new simian immunodeficiency virus. *J Virol* 1998 ; 72 (1) : 600-8.
22. Hawkins DA, Asboe D, Barlow K, Evans B. Seroconversion to HIV-1 following a needlestick injury despite combination post-exposure prophylaxis. *J Infect* 2001 ; 43 (1) : 12-5.
23. Hirsch VM, Olmsted RA, Murphey-Corb M, Purcell RH, Johnson PR. An African primate lentivirus (SIVsm) closely related to HIV-2. *Nature* 1989 ; 339 : 389-92.
24. Hirsch VM, Johnson PR. Pathogenic diversity of simian immunodeficiency viruses. *Virus Res* 1994 ; 32 : 183-203.
25. Hirsch VM, Campbell BJ, Bailes E, Goeken R, Brown C, Elkins WR, Axthelm M, Murphey-Corb M, Sharp P. Characterization of a novel simian immunodeficiency virus (SIV) from L'Hoest monkeys *(Cercopithecus l'hoesti)* : implications for the origins of SIVmnd and other primate lentiviruses. *J Virol* 1999 ; 73 : 1036-45.
26. Huet T, Chenyier R, Meyerhans A, Roelants G, Wain-Hobson S. Genetic organization of a chimpanzee lentivirus related to HIV-1. *Nature* 1990 ; 345 : 356-8.
27. Jin MJ, Rogers J, Philips-Conroy JE, Allan JS, Desrosiers R, Shaw GM, Sharp PM, Hahn BH. Infection of a yellow baboon with simian immunodeficiency virus from African green monkeys : evidence for cross-species transmission in the wild. *J Virol* 1994 ; 68 : 8454-60.
28. Jolly C, Phillips-Conroy J, Turner T, Broussard S, Allan J. SIVagm incidence over two decades in a natural population of Ethiopian grivet monkeys *(Cercopithecus aethiops aethiops)*. *J Med Primatol* 1996 ; 25 : 78-83.
29. Khabbaz RF, Rowe T, Murphey-Corb SIV needlestick accident in a laboratory worker. *Lancet* 1992 ; 340 : 271-3.
30. Khabbaz RF, Heinene W, Goeorge JR. Infection of a laboratory worker with SIV. *N Engl J Med* 1994 ; 330 : 172-7.
31. Kodama T, Silva DP, Daniel MD, Philips-Conroy JE, Jolly CJ, Rogers J, Desrosiers RC. Prevalence of antibodies to SIV in baboons in their native habitat. *AIDS Res Hum Retrovir* 1989 ; 3 : 337-43.
32. Lackner AA. Pathology of simian immunodeficiency virus induced disease. *Curr Top Microbiol Immunol* 1994 ; 188 : 35-76.
33. Lairmore MD, Kaplan JE, Daniel MD. Guidelines for the prevention of SIV infection in laboratory workers and animal handlers. *J Med Primatol* 1989 ; 18 : 167-74.
34. Le Grand R, Vaslin B, Dormont D. Approche expérimentale de la thérapeutique anti-VIH : apport des modèles primates. *Primatologie* 1998 ; 1 : 405-26.
35. Le Grand R, Vaslin B, Larghereo J, Neidez O, Thiebot H, Sellier P, Clayette P, Dereuddre-Bosquet N, Dormont D. Post-exposure prophylaxis with highly active antiretroviral therapy could not protect macaques from infection with SIV/HIV chimera. *AIDS* 2000 ; 14 (12) : 1864-6.
36. Lowenstine L, Pederson N, Higgins J, Pallis K, Uyeda A, Marx P, Lerche N, Munn R, Gardner M. Seroepidemiologic survey of captive old-world primates for antibodies to human and simian retroviruses, and isolation of a lentivirus from sooty-mangabeys *(Cercocebus atys)*. *Int J Cancer* 1986 ; 38 : 563-74.
37. Lowenstine L, Jennings M, Yee J, Vogel P, Scott L, Lerche N, Hendrickx A. *Horizontal transmission of SIV in juvenile male rhesus.* Amsterdam : International AIDS Conference, 1992 : A19-2101.
38. Mauclère P, Damon F, Apetrei C, Loussert-Ajaka I, Souquières S, Buzelay L, Dalbon P, Jolivet M, Mony Lobe M, Brun-Vézinet F, Simon F, Barin F. Synthetic peptide ELISAs for detection of and discrimation between goup M and group O HIV type 1 infections. *AIDS Res Hum Retrovir* 1997 ; 13 : 987-93.
39. Müller MC, Saksena NK, Nerrienet E, Chappey C, Hervé VMA, Durand JP, Legal-Campodonico P, Lang MC, Digoutte JP, Georges AJ, Georges-Courbot MC, Sonigo P, Barré-Sinoussi F.

Simian immunodeficiency viruses from Central and Western Africa : evidence for a new species-specific lentivirus in tantalus monkeys. *J Virol* 1993 ; 67 : 1227-35.

40. Müller-Trutwin MC, Barré-Sinoussi F. Les infections non pathogènes par les virus de l'immunodéficience simienne (SIV) chez leurs hôtes naturels, les singes d'Afrique. *Primatologie* 1999 ; 2 : 325-56.
41. Müller-Trutwin MC, Barré-Sinoussi F. Origine du VIH-1, de nouvelles pièces au puzzle. *Virologie* 1999 ; 3 : 363-5.
42. Müller-Trutwin MC, Barré-Sinoussi F. Towards improvements in molecular tools for diagnosis and managment of HIV infections. *Lancet* 1999 : 354 : 1660-2.
43. Müller-Trutwin MC, Corbet S, Souquière S, Roques P, Versmisse P, Ayouba A, Delarue S, Nerrienet E, Lewis J, Martin P, Simon F, Barré-Sinoussi F, Mauclère P. SIVcpz from a naturally infected Cameroonian chimpanzee : biological and genetic comparison with HIV-1 N. *J Med Primatol* 2000 ; 29 : 166-72.
44. Murphey-Corb M, Martin LN, Rangan SRS, Baskin GB, Gormus BJ, Wolf RH, Andes WA, West M, Montelaro RC. Isolation of an HTLV-III-related retrovirus from macaques with simian AIDS and its possible origin in asymptomatic mangabeys. *Nature* 1986 ; 321 : 435-7.
45. Nerrienet E, Amouretti X, Müller-Trutwin MC, Poaty-Mavoungou V, Bedjebaga I, Thi Nguyen H, Dubreuil G, Corbet S, Wickings EJ, Barré-Sinoussi F, Georges AJ, Georges-Courbot MC. Phylogenetic analysis of SIV and STLV type I in mandrills (mandrillus sphinx) : indications that intracolony transmissions are predominantly the result of male-to-male aggressive contacts. *AIDS Res Hum Retrovir* 1998 ; 14 (9) : 785-96.
46. Osterhaus ADME, Pedersen N, van Amerongen G, Frankenhuis MT, Marthas M, Reay E, Rose TM, Pamungkas J, Bosch ML. Isolation and partial characterization of a lentivirus from talapoin monkeys *(Myopithecus talapoin)*. *Virology* 1999 ; 260 : 116-24.
47. Peeters M, Honore C, Huet T, Bedjabaga L, Ossari S, Bussi P, Cooper RW, Delaporte E. Isolation and partial characterization of an HIV-related virus occuring naturally in chimpanzees in Gabon. *AIDS* 1989 ; 3 : 625-30.
48. Peeters M, Fransen K, Delaporte E, van den Haesevelde M, Gershy-Damet G, Kestens L, van der Groen G, Piot P. Isolation and characterization of a new chimpanzee lentivirus (simian immunodeficiency virus isolate cpz-ant) from a wild captured chimpanzee. *AIDS* 1992 ; 6 : 447-51.
49. Phillips-Conroy JE, Jolly CJ, Petros B, Allan JS, Desrosiers RC. Sexual transmission of SIVagm in wild grivet monkeys. *J Med Primatol* 1994 ; 23 : 1-7.
50. Rey-Cuille MA, Berthier JL, Bomsel-Demontoy MC, Chaduc Y, Montagnier L, Hovanessian AG, Chakrabarti LA. Simian immunodeficiency virus replicates to high levels in sooty mangabeys without inducing disease. *J Virol* 1998 ; 72 (5) : 3872-86.
51. Roberts JA. Occupational health concerns with nonhuman primates in zoological gardens. *J Zoo Wildlife Med* 1995 ; 26 : 10-23.
52. Saragosti S, Ekwalanga M, Dazza MC, Mende M, Bin Shamara K. Molecular characterization of primate lentiviruses from a *Cercopithecus wolfi* and a *Cercopithecus ascanius*. Paris (France) : 8th Annual discussion meeting on HIV dynamics and evolution, 2001.
53. Simon F, Mauclère P, Roques P, Loussert-Ajaka I, Müller-Trutwin MC, Saragosti S, Georges-Courbot MC, Barré-Sinoussi F, Brun-Vézinet F. Identification of a new human immunodeficiency virus type 1 distinct from group M and group O. *Nat Med* 1998 ; 4 (9) : 1032-7.
54. Simon F, Souquière S, Damond F, Kfutwah A, Makuwa M, Leroy E, Rouquet P, Berthier JL, Rigoulet J, Lecu A, Telfer PL, Pandrea I, Plantier JC, Barré-Sinoussi F, Roques P, Müller-Trutwin MC, Apetre C. Synthetic peptide strategy for the detection and discrimiantion among highly divergent primate lentiviruses. *AIDS Res Hum Retrovir* 2001 ; 17 : 937-52.
55. Souquière S, Bibollet-Ruche F, Robertson DL, Makuwa M, Apetrei C, Onanga R, Kornfeld C, Plantier JC, Gao F, Abernethy K, White L, Karesh W, Telfer P, Wickings EJ, Mauclère P, Marx P, Barré-Sinoussi F, Hahn B, Müller-Trutwin MC, Simon F. Wild *Mandrillus sphinx* are carriers of two types of lentiviruses. *J Virol* 2001 ; 75 (15) : 7086-96.
56. Tomonaga K, Katahira J, Fukasawa M, Hassan MA, Kawamura M, Akari H, Miura T, Goto T, Nakai M, Suleman M, *et al.* Isolation and characterization of simian immunodeficiency virus from African white-crowned mangabey monkeys *(Cercocebus torquatus lunulatus)*. *Arch Virol* 1993 ; 129 (1-4) : 77-92.

57. Tsujimoto H, Cooper RW, Cooper T, Fukasawa M, Miura T, Ohta Y, Ishikawa K, Nakai M, Frost E, Roelants GE, Roffi J, Hayami M. Isolation and characterization of simian immunodeficiency virus from mandrills in Africa and its relationship to other human and simian immunodeficiency viruses. *J Virol* 1988 ; 62 : 4044-50.

58. Van Rensburg EJ, Engelbrecht S, Mwenda J, Laten JD, Robson BA, Stander T, Chege GK. SIVs frome eastern and southern Africa : detection of a SIVagm variant from a chacma baboon. *J Gen Virol* 1998 ; 79 : 1809-14.

59. Van den Haesevelde MM, Peeters M, Jannes G, Janssens W, van der Groen G, Sharp PM, Saman E. Sequence analysis of a highly divergent HIV-1-related lentivirus isolated from a wild captured chimpanzee. *Virology* 1996 ; 221 (2) : 346-50.

60. Wain-Hobson S, Sonigo P, Danos O, Cole S, Alizon M. Nucleotide sequence of the AIDS virus LAV. *Cell* 1985 ; 40 : 9.

II
Syndrome respiratoire aigu d'Asie, autres viroses respiratoires et grippe

Apports des satellites au suivi des épidémies

Antonio GÜELL

Responsable des Programmes Sciences de la Vie, CNES, Délégation à l'Étude et l'Exploration de l'Univers, BPI 2903, 18, avenue Édouard-Belin, 31401 Toulouse Cedex 9, France

Parmi les différents axes identifiés par les professionnels de santé pouvant bénéficier de l'apport des systèmes spatiaux d'aujourd'hui et de demain (satellites météorologiques, d'observation de la terre, scientifiques, de navigation ou encore de télécommunication), la prévention et le suivi des maladies réémergentes liées à des modifications de l'environnement, climatique en particulier, constitue une priorité en matière de santé publique [1] : il est clair que ce phénomène va aller en s'amplifiant dans les années à venir, conséquence, d'une part, de la croissance de la population mondiale et surtout de sa mobilité extrême, et, d'autre part, de l'importance des fluctuations climatiques et de la violence des phénomènes climatologiques extrêmes. Par ailleurs, il existe de nos jours très peu de travaux publiés sur les impacts des modifications environnementales au niveau de la santé.

Définition et contexte

La « télé-épidémiologie » consiste en la conception d'un ensemble d'outils numériques et de méthodes épidémiologiques dont le caractère générique doit permettre d'assurer une veille sanitaire, notamment de certaines maladies réémergentes transmises dans la plupart des cas par des vecteurs animaux (moustiques et mouches en particulier) et fortement liées à des modifications environnementales chez des populations à risque comme dans les exemples suivants.

• En Afrique : la fièvre de la vallée du Rift de part et d'autre du fleuve Sénégal avec plus d'une centaine de décès humains par an et un large impact socio-économique en termes de survie de troupeaux d'ovins, bovins et camelins est apparue en 1997 : elle s'est étendue à l'Égypte à la suite de la déviation des eaux du Nil ; des cas ont été également signalés au Yémen et en Arabie Saoudite ;

la trypanosomiase (maladie du sommeil) est devenue un véritable fléau en Côte d'Ivoire, pays dans lequel le taux de mortalité humaine est très élevé ; par ailleurs, cette dernière pathologie semble commencer à envahir le sud du Sénégal depuis le début de l'année 2003, se traduisant par un nombre très important de décès d'équins ; l'onchocercose touche principalement les populations africaines vivant près des rivières et points d'eau ; enfin, concernant le paludisme, on estime à environ 100 millions le nombre de personnes qui vivent dans des zones impaludées de 23 pays d'Afrique et qui ne sont pas immunes contre le *Plasmodium falciparum* ou *vivax* [2].

• En Amérique du Sud : la recrudescence de la dengue hémorragique, en Guyane en particulier et dans la partie Nord-Est du Brésil, a comme conséquence un afflux quotidien important dans les structures hospitalières de Cayenne, de patients guyanais et d'immigrés clandestins venant se faire soigner ; cette pathologie est en train de s'étendre à travers le Brésil vers l'Argentine.

• En Asie : le paludisme, et plus particulièrement sa forme neurologique chez le nouveau-né et chez l'enfant, dont la résistance aux traitements classiques va en s'accroissant, continue à poser d'importants problèmes en matière de santé publique.

• Une autre pathologie comme le choléra dans le Golfe du Bengale et en Afrique de l'Est rejoint depuis peu le groupe des maladies réémergentes environnemento-dépendantes ; des cas de choléra apparaissent depuis peu sur le pourtour du bassin méditerranéen.

• Pour l'ensemble de ces six types de pathologies transmissibles, la population à risque, dans le monde, est aujourd'hui évaluée entre 3 et 4 milliards d'individus ; le nombre annuel de décès est compris entre 4 et 5 millions dont plus de 50 % sont des enfants de moins de 5 ans.

Objectifs

Recueil de données épidémiologiques

Un premier objectif de la « télé-épidémiologie » [3] concerne le recueil de données épidémiologiques non seulement humaines mais aussi animales, socio-économiques à partir de réseaux sentinelles sol utilisant les nouvelles technologies de l'information et de la communication, comprenant :

– la saisie et la concentration de ces données, le plus souvent en l'absence de communications de surface, utilisant les moyens satellitaires comme par exemple les systèmes du type Inmarsat, Vsat ou encore Thuraya ;

– le cheminement, le stockage et la possibilité de consultation de ces données géo-référencées ou plus généralement de méga-banques de données.

Modèles mathématiques prédictifs

Le second objectif, complémentaire du premier, consiste à concevoir des modèles mathématiques prédictifs en termes d'évolution géographique d'une épidémie considérée ; ceci sera obtenu en fusionnant :

• les données d'épidémiologie de clinique humaine et animale (symptomatologie, sérologie, bilans biologiques...) ;

• les caractéristiques hydrologiques des zones sous surveillance ou zones à risque épidémique élevé : gestion des barrages, niveau d'eau dans les fleuves, présence ou non de mares, cinétique de vidange des mares après les pluies, eaux stagnantes, pluviométrie, etc. ;

• les données entomologiques : type et quantité de moustiques, repérage des larves, code génétique, etc. ;

• les données socio-éconnomiques des régions concernées : caractéristiques des zones habitées, type d'urbanisation, mode de vie, traditions ;

• et les données satellitaires :

- d'observation de la terre : indices de végétation, surfaces agraires, niveau de déforestation, types d'habitats, caractéristiques des zones habitées, détection des mares et plus particulièrement des eaux stagnantes où se développent les populations de moustiques, amélioration des fonds cartographiques permettant de mieux cerner les zones à risques, etc. ; tous ces paramètres sont utilisés dans la modélisation de la fièvre de la Vallée du Rift au Sénégal et en Égypte ou encore de la dengue hémorragique sur le continent sud-américain (Guyane française, Brésil, Argentine) ;

- de positionnement pour apprécier les flux migratoires de populations et de troupeaux à la suite de périodes de forte sécheresse ou de pluies anormalement diluviennes ;

- de météorologie :

. caractéristiques des masses nuageuses, en particulier hauteur et température des nuages froids dont les caractéristiques peuvent constituer des paramètres prédictifs en terme de pluies anormalement diluviennes ;

. importance et direction des vents surtout dans les régions désertiques dont les poussières sont à l'origine d'irritations des muqueuses buccale et nasale chez les populations à risque facilitant ainsi la pénétration de germes comme le méningoccoque ;

- scientifiques comme par exemple la température à la surface des océans : c'est ainsi que les épidémies de choléra au Bengladesh ont pu être étudiées grâce à des images satellitaires : en effet, le réservoir du vibrion cholérique est le zooplancton dont l'abondance est estimée par le capteur couleur de l'eau SeaWifs ; les images NOAA/AVHRR (Administration Nationale de l'Océan et de l'Atmosphère / Radiomètre à très haute résolution) des champs de température superficielle du Golfe de Bengale associés à l'imagerie Topex/Poséidon permettent d'établir les cartes de risques des inondations dans cette région et donc des risques d'épidémies de choléra.

Cette approche qui consiste à utiliser des données environnementales afin de mieux comprendre la progression des épidémies n'est pas récente : en effet, un certain nombre de travaux [4, 5] avaient initialisé dès le début du XXe siècle l'intérêt d'utiliser des modèles mathématiques applicables au suivi d'épidémies en fonction des variations climatiques et des modifications environnementales.

Le Consortium S2E : surveillance, suivi des épidémies

Un certain nombre de structures, en association avec le Centre National d'Études Spatiales (CNES), ont décidé de mettre en commun leurs efforts en créant le consortium S2E (Surveillance Spatiale des Épidémies) de façon à développer cette nouvelle approche que constitue la « télé-épidémiologie » :

– l'Unité de biomathématiques de l'École Vétérinaire de Lyon, l'Institut National de la Recherche Agronomique et l'Institut Pasteur assurent la direction scientifique en terme de suivi épidémiologique des maladies émergentes ;

– les aspects techniques relatifs à l'approche télémédecine ainsi que les aspects opérationnels ont été confiés au Médès, filiale du CNES ;

– l'approche environnementale (recueil, mise en forme, traitement des données environnementales) est de la responsabilité de Médias-France en association avec CLS-Argos pour les aspects de positionnement et de navigation ;

– un certain nombre d'autres entités publiques de recherche participent à cette approche : le Centre National de la Recherche Scientifique, le Commissariat à l'Énergie Atomique, les Universités de Lyon, Marseille, Grenoble ainsi que le Centre de Recherche du Service de Santé des Armées à Lyon et le groupe de médecine tropicale du Pharo à Marseille ;

– des petites et moyennes entreprises comme Calystène à Meylan, Géosys à Toulouse participent également à ces travaux ;

– enfin, un accord de partenariat a été signé entre le CNES, l'INRA, l'École Vétérinaire de Lyon et l'Institut Pasteur.

Les méthodes utilisées

Deux aspects sont à considérer : la modélisation mathématique et la mise en place sur le terrain de réseaux sentinelles de surveillance épidémique utilisant les nouvelles technologies de l'information et de la communication associées aux systèmes de transmission satellitaire les plus performants, notamment en termes de coûts de fonctionnement.

Modélisation épidémiologique

La modélisation épidémiologique est un système complexe ; il mobilise différentes spécialités pour sa compréhension. Pour assembler des hypothèses ou des données appartenant à des champs disciplinaires aussi différents que la climatologie, l'entomologie, l'immunologie ou la virologie, il est nécessaire de recourir à la modélisation qui par ailleurs est un système en permanente évolution.

Si l'on prend comme exemple le cas de la dengue hémorragique et si l'on considère uniquement le rôle du moustique *Aedes*, la modélisation permet de définir deux notions qui se traduisent par des équations : la capacité vectorielle et la capacité vectorielle utile.

Capacité vectorielle utile

$$Cv = bc\left[\sum_{i=1}^{4} m_i a_i s_i\right][a_3 / \delta_3 + a_4 / \delta_4]$$

b = taux d'infection des moustiques femelles.
c = probabilité pour un moustique d'être infecté (bc = V).
m_i = densité de moustiques femelles dans l'état i.
a_i = nombre de piqûre par moustique dans l'état i ($a_2 = 0$).
s_i = fraction des moustiques infectants appartenant à l'état i (incluant n).
$\delta_3 = 1(T_{2\gamma2}T_3) - [a_3 + a_{4\gamma\beta3}T_4]$ = temps de séjour effectif dans l'état 3 après le passage au travers des différents états physiologiques.
$\delta_4 = 1/(T_{2\gamma2}\ T_{3\gamma3}T_4) - a_4$ = temps de séjour effectif dans l'état 4 après le passage au travers des différents états physiologiques.

Capacité vectorielle

C = Nombre de cas attendus pour 1 cas :

$$C = ma^2Vpn\ /\ -\log_e p$$

m = densité de moustiques vecteur par être humain.
p = probabilité de survie journalière pour un moustique.
a = nombre de repas sanguins sur hôte humain par moustique.
V = compétence vectorielle (proportion de moustiques infectés).
n = durée du cycle extrinsèque du virus dans le moustique.

Le déploiement de réseaux sentinelles

Dans le cas de la fièvre de la vallée du Rift au Sénégal et afin de proposer une solution technique efficace et réaliste en matière de technologie, de coût d'investissement et de fonctionnement et surtout d'efficacité dans les échanges d'information, il a été entamé une phase d'analyse de l'existant avec l'ensemble des partenaires en Afrique et en France. Ce travail a permis de définir une architecture télématique permettant d'intégrer les protocoles scientifiques de terrain avec une saisie à la source directement par les agents présents au contact des éleveurs et des troupeaux, de gérer les flux d'informations entre les diverses équipes scientifiques et techniques, d'intégrer les données environnementales et d'assurer une interface du système d'information S2E avec les systèmes préexistants des partenaires du projet. En fonction des informations disponibles sur les infrastructures locales, une architecture mixte a été proposée pour coller au mieux aux ressources locales. L'utilisation d'assistants personnels électroniques (PalmOS) pour la saisie et la transmission de données par téléphone satellite pour les sites les plus isolés a été proposée pour équiper les agents vétérinaires. Des portables connectés par téléphone rural vont compléter le dispositif pour les inspecteurs vétérinaires ; enfin, l'adaptation d'une station portable de télémédecine avec téléphone satellitaire a été proposée pour une équipe mobile de vétérinaires qui, venant de Dakar, est amenée à se déplacer sur les sites où sont signalés des cas de la maladie. L'ensemble de ces trois types de terminaux est relié à un serveur, situé dans les locaux de la Direction de l'élevage à Dakar, qui va gérer l'ensemble des informations échangées par les acteurs de terrain dans la région de Saint Louis du Sénégal, chargée de collecter toutes les informations sur les maladies animales dans la région, et va également permettre la mise à jour d'une base de données de la FAO *(Food and Agriculture Organisation)* chargée de collecter toutes les informations sur les maladies animales dans la région, et, enfin, permettre l'échange bilatéral de données avec le serveur du consortium S2E situé à Toulouse.

Expérimentations en cours

Le Consortium S2E a ainsi initialisé un certain nombre de travaux de démonstration de l'intérêt de l'utilisation de données satellitaires dans un but de modélisation mathématique afin de pouvoir obtenir des éléments de prédictibilité en termes d'évolution géographique d'un certain nombre d'épidémies.

Fièvre de la vallée du Rift

Une première expérimentation sur le terrain par la mise en place d'un réseau sentinelle sur dix sites dits à risques concernant la fièvre de la vallée du Rift au Sénégal a débuté en octobre 2000 et se poursuivra jusqu'à fin 2003 : dans cette région caractérisée par une courte saison des pluies de juillet à septembre (350 mm), les mares temporaires se remplissent dès les premières pluies. Les œufs des vecteurs de cette fièvre (le moustique *Aedes vexans*), qui s'accumulent sur les bords de ces mares temporaires, donnent, quelques jours après leur remplissage, des adultes potentiellement infectés. D'une année sur l'autre, ces œufs assurent ainsi la transmission de la maladie des adultes à leur descendants ; un ralentissement du remplissage de ces mares temporaires ou un aménagement hydraulique de zones irrigables peut ainsi conduire à une amplification importante du cycle vectoriel et de la circulation virale, ce qui semble être le cas en Égypte. La dernière épidémie du delta du fleuve Sénégal a été précédée un an avant par la mise en fonctionnement des barrages de Diama et de Manatali.

Cette étude est en cours de généralisation à d'autres pathologies non seulement humaines mais également animales (bovins, ovins, camelins...) et ainsi devenir pérenne à partir de mi-2003 grâce à des financements provenant d'une part du Gouvernement Sénégalais et complémentés par la Banque Mondiale : le réseau sentinelle développé à l'occasion de l'étude sur la fièvre de la vallée du Rift dans le nord du pays va ainsi passer de 11 postes sentinelles à plus de 100.

Dengue hémorragique

Une seconde approche qui consiste à monitorer l'évolution de la dengue hémorragique en Guyane française a débuté en septembre 2002 : c'est ainsi que pourra être précisé le rôle du type d'urbanisation dans l'extension de la maladie. En effet, l'urbanisation croissante permet de nouveaux contacts entre la ville et la forêt qui peuvent favoriser l'émergence de zoonoses en perturbant des équilibres écologiques complexes. Ces observations peuvent être faites sur le littoral, avec la construction de zones d'habitation à la périphérie des villes au contact immédiat de la forêt, mais aussi à l'intérieur de la Guyane avec l'expansion de petites agglomérations situées au milieu de la forêt. Dans le cas de la dengue, c'est la maladie qui peut, à partir des villes, entrer en contact avec les habitants de la forêt.

Cette étude sera étendue à partir de janvier 2004 à l'Argentine, en partenariat avec la Conae et un support du CNES et de la Communauté Européenne.

Méningites à méningocoque

Un troisième type d'étude qui consiste à monitorer les méningites à méningocoque au Nigéria, au Burkina Faso et au Mali a débuté en janvier 2003. Ce travail intègre une nouvelle approche basée sur un système de transmission de données associé à un système de localisation développé par CLS-Argos ; c'est ainsi que le rôle du vent et des grains de sable qu'il transporte pourra être déterminé de manière plus précise comme facteur favorisant la pénétration du méningocoque dans les muqueuses buccale et nasale qui auront été fragilisées par la poussière.

Choléra

Enfin, une approche consistant à évaluer le risque d'apparition du choléra en fonction de données d'océanographie (température, niveau de la mer) sur le pourtour du bassin méditerranéen est en cours de définition et devrait débuter dès la fin 2003.

Aspects prospectifs

La modélisation des interactions climatiques, écologiques, cliniques (épidémiologiques en particulier), socio-culturelles et socio-économiques devrait permettre non seulement de définir les mesures à prendre en terme de prévention de telle ou telle maladie réémergente, mais aussi de préciser leur dynamique et plus précisément l'évolution géographique permettant ainsi la mise en place d'une prévention plus efficace.

Il nous semble que, dans un but de prospective à court terme, deux aspects doivent être considérés comme prioritaires.

Les fièvres aviaires d'origine asiatique

Dans le domaine de la recherche opérationnelle, il s'agit du problème des fièvres aviaires d'origine asiatique : les réservoirs animaux (notamment aviaires) et les écosystèmes naturels (notamment les zones deltaïques) sont fréquemment mis en avant pour expliquer l'émergence ou la réémergence des maladies infectieuses (c'est-à-dire les syndromes grippaux). Le CNES avec le support de ses trois filiales CLS-Argos, Médias-France et Médès et en partenariat avec l'Institut Pasteur, l'INRA et l'École Vétérinaire de Lyon, propose dans le cadre du Consortium « Surveillance Spatiale des Épidémies » (S2E), d'élargir la surveillance sanitaire des maladies émergentes aux paramètres environnementaux et climatiques. Le projet BIRD propose spécifiquement de développer des indicateurs spatiaux relatifs au *monitoring* : (1) des réservoirs aviaires ; et (2) des environnements avec lesquels ils sont en interaction : biologiques, par les biotopes impliqués (moustiques vecteurs, faune sauvage, etc.), et physiques par le climat (température, précipitation, vent, etc.). L'objectif de ce projet est de développer des modèles de prévision des risques sanitaires liés à l'environnement (ici aux migrations aviaires), et de promouvoir des systèmes de surveillance épidémiologiques permettant une alerte précoce (produits relatifs à la localisation et à l'observation de la terre). Les oiseaux migrateurs permettent une circulation des virus sur de longues distances et entre espèces très diversifiées [6]. L'épidémie de West-Nile qui s'est propagée aux États-Unis depuis 1999, faisant 3 293 cas et 254 morts dans 40 États durant l'été 2002, a probablement été introduite par des oiseaux. Si 1 % des 4 milliards d'oiseaux qui descendent chaque automne de l'Eurasie vers l'Afrique étaient infectés, ce seraient des centaines de millions d'agents viraux qui migreraient avec eux. Les études sur la grippe, dont le virus appartient à la famille des *Orthomyxoviridae*, ont également mis en évidence que les épidémies humaines étaient la conséquence secondaire du passage de virus d'oiseaux plus ou moins modifiés transmis éventuellement à un mammifère intermédiaire (probablement le porc) [7]. La situation de la Chine, où élevages de poules, de canards et de porcs se côtoient dans des régions subtropicales très peuplées, est très favorable à la circulation de ces virus toute l'année (« épicentre de la grippe »). Le projet BIRD propose de suivre le parcours d'une espèce spécifique d'oiseaux susceptible d'être le vecteur de maladies. Ce suivi sera assuré par des biologistes espagnols et allemands grâce à l'utilisation des balises de localisation ARGOS. L'étude des trajectoires des oiseaux sera corrélée avec les conditions environnementales (conditions climatiques, oscillations de températures) et permettra une meilleure analyse de la transmission des maladies. Des indices, développés essentiellement dans le projet GEOLAND (conduit par Médias-France) en collaboration avec les partenaires de S2E permettront d'obtenir des études plus affinées sur les fièvres aviaires, leur réémergence et leurs mécanismes de transmission et de prévention. Les indices environnementaux (indices de végétation, des sols et des indices de couvert marin) couvriront deux types de zones ayant des liens potentiels avec les fièvres aviaires. Cette phase du projet permettra d'assurer la combinaison des indices climatiques et environnementaux (en ajoutant ceux qui ont été spécifiquement développés) pour l'Europe. La distribution de données se fera en temps quasi réel. Les bases de données et les indices seront disponibles sur le site web de BIRD qui sera développé chez Médias-France. Il s'agira dans cette phase d'assurer un échange dynamique d'informations d'ordre climatique, environnemental et de santé (humaine et animale) permettant l'identification de paramètres environnementaux clés liés aux maladies aviaires sélectionnées. Ces paramètres seront la clé d'entrée qui conduira ensuite à la mise en place d'un système européen d'alerte précoce de maladies.

Le projet BIRD doit donc contribuer :

– à mieux comprendre le rôle des oiseaux, de leur environnement dans l'émergence des maladies ;

– à améliorer la qualité et la pertinence des indicateurs à utiliser pour prédire les risques sanitaires ;

– à tester des dispositifs de surveillance des risques sanitaires associés à la variabilité des conditions environnementales dans des zones européennes bien spécifiées ;

– à développer des compétences spécifiques et techniques qui seront mises à la disposition des services de santé publique et permettront de développer des collaborations avec des partenaires nationaux, européens et avec des organisations internationales ;

– à l'approche pluridisciplinaire, avec la participation d'épidémiologistes, d'écologistes, de climatologues et de modélisateurs, visant à apporter des réponses à la prévision des épidémies ;

– à la création sur le plan européen de systèmes d'alerte précoce spécifiques aux maladies transmissibles environnemento-dépendantes.

Création d'un système d'alerte précoce en Europe

À la suite du sommet de Johannesbourg en septembre 2002, les partenaires du consortium S2E ont décidé de créer une « méga-banque de données » sur les maladies réémergentes environnemento-dépendantes intégrant aussi bien des paramètres classiques spécifiques aux maladies que des paramètres de la biosphère, de l'hydrosphère et de l'atmosphère ; l'ensemble de ces données devrait permettre aux autorités sanitaires de disposer de systèmes de veille sanitaire grâce à un site web spécifique. Une première étape a été franchie par le consortium : les blocs correspondant aux quatre maladies suivantes sont en cours de construction et seront disponibles dans les mois à venir :

– la dengue hémorragique en Guyane ;

– la fièvre de la vallée du Rift au Sénégal ;

– la méningite à méningocoque au Burkina Faso ;

– le choléra sur le pourtour du Bassin méditerranéen.

Cette initiative devrait logiquement aboutir à moyen terme à la création en Europe d'un système d'alerte précoce (*Health Early Warning System*, HEWS) destiné à informer les populations et les responsables de santé de la réémergence d'un certain nombre de maladies : il s'agirait là de la première étape vers la création à plus long terme terme d'un *Control Disease Center* (CDC) européen spécifique aux maladies transmissibles réémergentes comme celui qui existe aux États-Unis à Atlanta.

RÉFÉRENCES BIBLIOGRAPHIQUES

1. Güell A. *Remote sensing and public health*. Space Forum. Johannesbourg International Summit, 2002.
2. Le Sueur D, Binka F, Lengele C, de Savigny D, Snow R, Teuscher T, Tourre Y. The mapping malaria risk in Africa (MARA)/Atlas du risque de la malaria en Afrique (ARMA). *Initiative Africa Health* 1997 ; 19 : 24.
3. Güell A, Braak L. *Apport des systèmes spatiaux d'aujourd'hui et de demain à la télémédecine*. Paris : Rapport CNES, 1999.

4. Ross R, Hudson HP. An application of the theory of probabilities to the study of *a priori* pathometry, part III. *Proc R Soc Lond A* 1917 ; 43 : 225-40.
5. Kermack WO, McKendrick AG. Contributions to the mathematical theory of epidemics, part I. *Proc R Soc Edinb A* 1927 ; 115 : 700-21.
6. Zeller HG, Murgue B. Rôle des oiseaux migrateurs dans l'épidémiologie du virus West-Nile. *Med Mal Infect* 2001 ; 31 (suppl 2) : 168-74.
7. Alexander DJ. A review of avian influenza in different bird species. *Vet Microbiol* 2000 ; 74 : 3-13.

Syndrome respiratoire aigu d'Asie, autres viroses respiratoires : actualités cliniques

Yazdan YAZDANPANAH, Yves MOUTON

Service Universitaire des Maladies infectieuses et du voyageur, Centre hospitalier de Tourcoing et Faculté de médecine de Lille, 135, rue du Président-Coty, BP 619, 59208 Tourcoing, France

L'actualité clinique des virus émergents à tropisme respiratoire au cours de l'année qui vient de s'écouler se résume en grande partie au syndrome respiratoire aigu sévère (SRAS) lié à un nouveau coronavirus (SARS-CoV). Les premiers cas de SRAS sont apparus à la mi-novembre 2002 dans la province de Guangdong, en Chine. Le 21 février, un médecin qui avait été infecté après avoir traité des patients dans sa ville de résidence, dans la Province de Guangdong, « exportait » le virus du SRAS au neuvième étage d'un hôtel de Hong Kong. En quelques jours, des résidents et des visiteurs qui avaient séjourné à cet étage provoquèrent des flambées de SRAS dans les hôpitaux de Hong Kong, du Viet Nam et de Singapour. Simultanément, la maladie se répandit dans le monde à travers le réseau des lignes aériennes internationales. Le 15 mars, l'OMS a, pour la première fois de son histoire, lancé une alerte épidémique mondiale. D'abord reconnu comme une menace mondiale, le SRAS identifié a été endigué en moins de quatre mois grâce notamment à la concertation, le partage des informations, la transparence des données et la mobilisation des compétences épidémiologiques, cliniques et biologiques. Le 5 juillet 2003, l'OMS a déclaré interrompue la chaîne de transmission interhumaine du SRAS. Le bilan de cette pandémie s'élève à un total cumulé de 8 098 cas et 774 décès notifiés de la part des 28 pays affectés *(Figure 1)* [1, 2].

Au moment où l'OMS lançait une alerte épidémique mondiale contre le SRAS, une épidémie de peste aviaire était détectée dans des exploitations avicoles de la province de Gelderland aux Pays-Bas. Cette épidémie qui a sévi aux Pays-Bas avec des cas secondaires en Allemagne et en Belgique de février à juillet 2003, était liée à un virus influenza de type A *(Orthomyxoviridae)* et à une souche de type H7N7 *(Figure 2)* [3]. Au cours de cette épidémie, 30 millions d'oiseaux étaient abattus. Des cas de transmission du virus des oiseaux à l'homme et des infections de personnes ont été notifiés avec en particulier la survenue d'un cas de pneumonie sévère chez un patient aux Pays-Bas qui est décédé des suites de sa maladie.

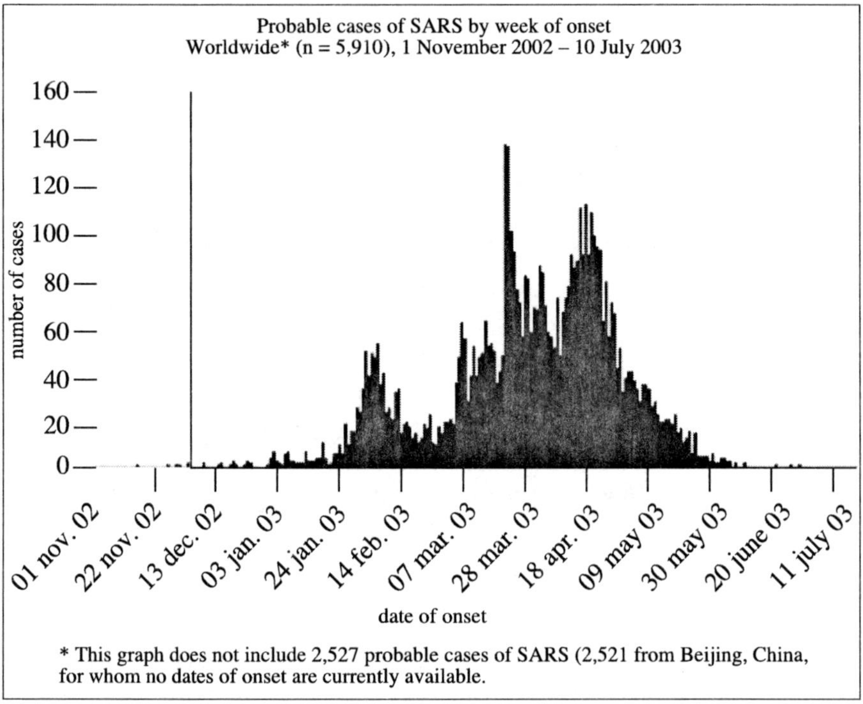

Figure 1. Cas probables de SRAS dans le monde : novembre 2002-juillet 2003 (source : http://www.who.int/csr/sars/epicurve/epiindex/en/print.html)*.

* Ne sont pas inclus 2 527 cas probables de SRAS (2 521 à Pekin, Chine) pour qui la date de début de diagnostic n'est pas déterminée).

Dans la première partie de cet article, les aspects cliniques, biologiques et radiologiques puis la prise en charge thérapeutique du SRAS seront détaillés. Dans une deuxième partie, le tableau clinique de la peste aviaire chez l'homme sera présenté.

Syndrome respiratoire aigu sévère (SRAS)

Mode de transmission

Le SRAS se transmet de personne à personne lors de contacts directs et étroits avec une personne infectée. Les gouttelettes aéroportées lors d'éternuements et de toux seraient le principal mode de transmission impliqué. La transmission indirecte à partir des objets inanimés souillés, les mains contaminées, ou l'environnement semblent également possibles compte tenu de la présence du virus dans les selles et les urines des malades mais restent extrêmement rares. À titre d'exemple, la survenue d'un foyer de cas (n = 321) dans un groupe d'immeubles de Hong Kong

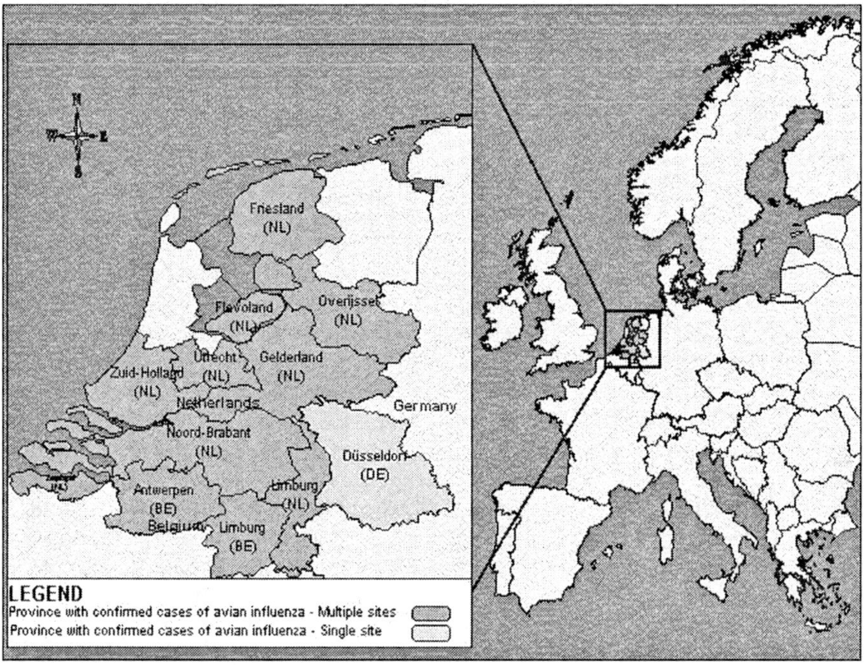

Figure 2. Régions touchées par la peste aviaire, Pays-Bas, Belgique et Allemagne, mai 2003 (source : http://www.eurosurveillance.org/ew/2003/030515.asp).

(Amoy Garden) était de nature environnementale liée à une aérosolisation du virus à partir des conduits d'évacuation des toilettes de la résidence [4].

Une très grande proportion des cas de SRAS sont survenus chez le personnel soignant, facteur en faveur d'un contact rapproché et prolongé (n = 1 707 [21 %]) [2]. En l'absence d'actes invasifs, l'application stricte des mesures d'hygiène semble prévenir dans la grande majorité des cas le risque de transmission. Dans une étude cas-témoin rapportée par Seto *et al.* [5], où les cas étaient des personnels soignants exposés au SRAS puis infectés par le SRAS (n = 31), et les témoins ceux qui étaient exposés mais non infectés (n = 241), le risque de transmission de la maladie à un personnel soignant en cas d'exposition au SRAS était multiplié par 12 en l'absence de port de masque (IC95 %, 3-60), par 5 en l'absence de lavage de main (IC95 %, 1-19), et par 2 en l'absence de port de gant (IC95 %, 0,7-9). Dans cette étude, aucun cas de transmission n'était observé chez les personnels soignants qui portaient des masques et des gants au moment de l'exposition et qui s'étaient lavé les mains après l'exposition. Toutefois, en cas de réalisation de gestes invasifs tels que l'intubation et l'aspiration endotrachéale, le risque de transmission semble persister malgré le respect des règles d'hygiène. Dans le service de réanimation de l'Hôpital Mount Sinai à Toronto, sur 8 personnels soignants secondairement infectés par le SRAS, 3 avaient respecté l'ensemble des règles d'hygiène (masque N95®, gants, surblouse, lunettes) [6]. Il s'agissait de 3 personnes qui avaient intubé des patients infectés par le SRAS.

Tableau clinique

Les signes cliniques débutent le plus souvent après une période d'incubation de 6 jours qui peut varier de 2 à 11 jours [4, 7-9]. Les grandes séries publiées à ce jour attestent, d'une part, de la diversité des signes cliniques et, d'autre part, de l'absence de signes pathognomoniques et spécifiques *(Tableau I)* [4, 7, 9]. On peut regrouper les signes cliniques comme suit : (1) fièvre ; (2) syndrome pseudo-grippal ; (3) signes respiratoires ; et (4) signes digestifs. Le tableau clinique du patient à l'admission dépend du temps écoulé depuis l'exposition, d'où l'importance d'illustrer l'ordre chronologique de l'apparition des signes cliniques *(Figure 3)* [7]. Le tableau clinique débute le plus souvent avec une symptomatologie pseudogrippale, qui apparaît environ 6 jours après l'exposition, suivi, un jour plus tard, de l'apparition de la fièvre. La fièvre peut n'être présente que les 2 ou 3 premiers jours et régresser spontanément pendant 4 à 6 jours, avant d'être à nouveau présente pendant quelques jours. La diarrhée, lorsqu'elle est présente, apparaît environ 8 jours après l'exposition. La fréquence de la diarrhée varie en fonction du mode de contamination. Ainsi, dans le foyer de cas d'*Amoy Garden*, 73 % des patients présentaient une diarrhée 8 jours après l'admission. Les patients présentaient en moyenne 6 selles liquides par jour et la durée moyenne de la symptomatologie était d'environ 4 jours [4]. Les signes respiratoires bas apparaissent environ 9 jours après l'exposition. À cette étape, l'examen physique est souvent pauvre, voire normal. Il révèle parfois une symptomatologie auscultatoire pulmonaire focalisée, d'autres fois diffuse, bilatérale.

Tableau I

Le tableau clinique des patients atteints du SRAS à l'admission dans les différentes séries publiées

Hong Kong (n = 75)		Toronto (n = 144)		Hong Kong (n = 1 425)	
Signes	**%**	**Signes**	**%**	**Signes**	**%**
Fièvre	100	Fièvre	99,3	Fièvre	94
Myalgies	68	Toux sèche	69,4	Syndrome grippal	72,3
Frissons	65	Myalgies	49,3	Frissons	65,4
Courbatures	56	Dyspnée	41,7	Malaise	64,3
Toux	29	Céphalées	35,4	Anorexie	54,6
Céphalées	15	Frissons	27,8	Myalgies	50,8
Pharyngite	11	Diarrhée	23,6	Toux	50,4
Dyspnée	4	Nausée/vomissements	19,4	Céphalées	50,1
Vertiges	4	Pharyngite	12,5	Courbatures	43,7
Diarrhée	1	Douleur thoracique	10,4	Vertiges	30,7
		Arthralgies	10,4	Dyspnée	30,6
		Toux productive	4,9	Expectoration	27,8
		Vertiges	4,2	Sueurs nocturnes	27,8
		Douleur abdominale	3,5	Diarrhée	27
		Rhinorrhée	2,1		
Peiris *et al.* [4]		Booth *et al.* [7]		Donnelly *et al.* [8]	

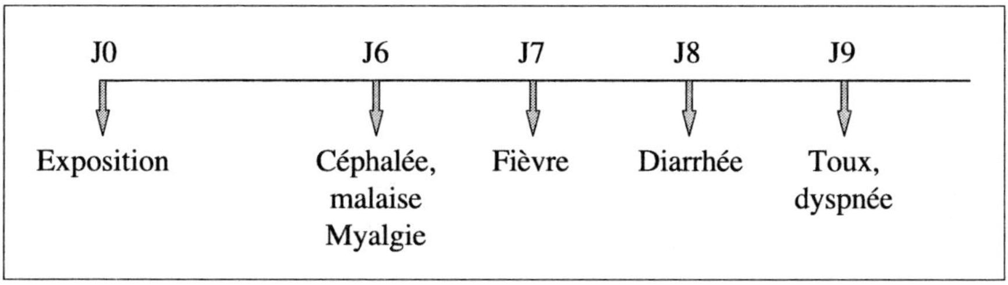

Figure 3. Évolution de la symptomatologie clinique du SRAS après l'exposition (source : Booth *et al.* [7]).

L'existence des formes asymptomatiques reste encore débattue. Une étude sérologique rétrospective réalisée auprès de 770 personnels soignants de 4 hôpitaux de Toronto, dont 424 exposés à des patients atteints de SRAS, a mis en évidence la présence d'anticorps anti-SARS-CoV chez 6 soignants n'ayant jamais présenté de symptomatologie clinique (1,4 %) [10]. D'autres études notamment menées à Singapour ne semblent pas confirmer ces résultats (données non publiées). Dans l'étude réalisée à Toronto, les questionnaires à la recherche des signes cliniques ont été administrés aux personnels soignants rétrospectivement souvent plusieurs semaines après l'exposition. Il est donc possible que la proportion des formes asymptomatiques ait été surestimée compte tenu de l'existence d'un biais de mémoire.

Examens complémentaires

La biologie non spécifique peut révéler l'existence d'une lymphopénie (50 à 75 % des cas selon les séries), d'une thrombopénie (37 à 45 %), d'une élévation des transaminases prédominante sur les ASAT (24 à 32 %), d'une augmentation des LDH (71 à 87 %), et de la CPK (32 à 36 %) [4, 7, 11]. Par ailleurs, une diminution des CD4 et des CD8 a également été rapportée [12].

Les données fournies par l'imagerie sont essentielles dans la prise en charge des patients atteints de SRAS. Les anomalies rencontrées sont à prédominance interstitielles avec de classiques aspects en verre dépoli, mais un syndrome alvéolaire peut également être rencontré [7, 11]. Les anomalies peuvent être focalisées, segmentaires voire lobaires, unilatérales mais elles sont très souvent diffuses, bilatérales. L'atteinte des sommets est plus rare. À l'admission, l'atteinte est souvent unilatérale mais la radio du thorax peut être normale [13]. Dans la série de Booth *et al.*, 25 % des patients avaient une radio de thorax normale à l'admission [7]. Les patients chez qui la notion d'exposition à un cas de SRAS est trouvée, et qui présentent des tableaux cliniques évocateurs, la normalité de la radio du thorax ne doit pas éliminer le diagnostic et un scanner thoracique doit être réalisé. L'aggravation secondaire des lésions radiologiques est fréquente. Dans la série de Booth *et al.*, 7 à 10 jours après l'admission, 58 % des patients qui avaient une radio du thorax normale à l'entrée, développaient un infiltrat unilatéral ou bilatéral. La bilatéralisation secondaire des lésions unilatérales était notée chez 36 % des patients.

Évolution et pronostic

L'évolution est marquée par la possibilité d'une aggravation quelquefois brutale au cours de la deuxième semaine, avec une hospitalisation aux soins intensifs chez 20 à 32 % des cas selon les séries [4, 7, 11, 14]. Le recours à la ventilation assistée est nécessaire chez plus de la moitié d'entre eux. L'évolution vers le décès varie selon les études de 3,6 % à 13,6 % [4, 7, 11, 14]. Elle est surtout fonction de l'existence de co-morbidité (diabète, antécédents de pathologie respiratoire ou cardio-vasculaire chroniques). L'âge semble un facteur critique avec, dans certaines séries, une mortalité de 55 % pour les patients âgés de plus de 60 ans, alors qu'il ne semble pas être rapporté de décès chez les enfants de moins de 8 ans [8]. Sur le plan biologique, l'augmentation des LDH, et la chute des CD4 et des CD8 à l'admission ont été également identifiées comme des facteurs de mauvais pronostic [12].

Diagnostic

Le diagnostic de SRAS à l'admission d'un patient repose sur des critères épidémiologiques, cliniques, biologiques et radiologiques, ce qui permet de classer les patients en cas possible, cas probable ou cas exclu *(Tableau II)*. Les marqueurs virologiques spécifiques du SARS-CoV permettent de classer les patients en cas certain, s'ils sont positifs, mais ne permettent pas à ce jour d'exclure le diagnostic de SRAS à l'admission des patients s'ils sont négatifs. La sensibilité du RT-PCR ou la culture virale du SARS-CoV est faible [4]. La sérologie ne permet de poser que rétrospectivement le diagnostic [4]. Compte tenu de la non-spécificité des tableaux clinique, biologique et radiologique, et de la faible sensibilité des marqueurs virologiques à l'admission des patients, les autres étiologies de pneumonie doivent être systématiquement éliminés par les méthodes usuelles de recherche directe des agents habituellement responsables de pneumonie, voire rétrospectivement par les sérodiagnostics.

Prise en charge thérapeutique

L'impossibilité d'exclure initialement une origine bactérienne à la pneumonie diagnostiquée et l'impossibilité d'exclure secondairement une association bactérienne au coronavirus justifient l'administration d'une antibiothérapie initiale orientée vers le traitement d'une pneumonie bactérienne : β-lactamine, macrolide, fluoroquinolone, selon les recommandations en cours.

En fonction de la présence ou non d'une hypoxie, une oxygénothérapie sera proposée. Tous les dispositifs créant des aérosols doivent être formellement prohibés chez les patients souffrant de SRAS, en raison du risque majeur de dissémination et de foyer secondaire.

La corticothérapie par voie générale a été proposée aux patients chez qui survenaient une aggravation secondaire des tableaux clinique, biologique et radiologique [7]. Des bolus de corticoïdes ont été utilisés chez les patients présentant un syndrome de détresse respiratoire aigu [14]. L'utilisation systématique et/ou précoce de la corticothérapie est débattue [15]. Le rationnel qui entoure l'utilisation des corticoïdes dérive des études anatomopathologiques. Ces études retrouvent des lésions pulmonaires de type alvéolite diffuse et de bronchiolite oblitérante chez les

Tableau II

SRAS : Définition de cas en France au 26 mai 2003 ; élaborées sur la base des recommandations de l'OMS

Cas possible Toute personne présentant l'ensemble des signes suivants : – une poussée fébrile (> 38 °C) ; – un ou plusieurs signes d'atteinte respiratoire basse (toux, dyspnée, gêne respiratoire, anomalies auscultatoires, anomalies radiologiques si la radiographie pulmonaire a déjà été faite ou désaturation par saturomètre digital si fait) ; – un ou plusieurs des éléments suivants dans les 10 jours précédant le début des signes : • retour de zones considérées par l'OMS comme zones où il existe une transmission locale active ; à la date du 26 mai 2003, Singapour, Toronto et plusieurs provinces de Chine : Beijing, Guangdong, Hebei, Hong Kong, Hubei, Mongolie intérieure, Jilin, Jiangsu, Shanxi, Shaanxi, Tianjin et Taiwan. Les Philippines et Hanoï ne font plus partie des zones à risque ; • notion de contact avec un cas probable : personne ayant soigné ou ayant vécu avec, ou ayant eu un contact face à face, ou ayant été en contact avec des sécrétions respiratoires d'un cas probable.	**Cas probable** Tout cas possible présentant des signes de pneumopathie à la radiographie ou au scanner pulmonaire. **Cas exclu** Tout cas possible pour lequel un autre diagnostic explique complètement la symptomatologie ou pour lesquels les 4 critères suivants sont remplis : bon état clinique, absence d'atteinte à la radiographie ou au scanner pulmonaire lors du suivi, absence de lymphopénie et absence de contact avec un cas probable. Si au moins un de ces critères n'est pas rempli, le cas ne peut être exclu à ce stade et une nouvelle évaluation devra être effectuée trois jours plus tard. S'il ne répond pas aux critères d'un cas probable, il reste pendant la durée de ce suivi considéré comme cas possible/en cours d'évaluation.

patients atteints de SRAS et suggèrent que ces lésions auraient pour origine une dysrégulation cytokinique et une hyperinduction des médiateurs inflammatoires [11]. Des études sont actuellement en cours pour mieux identifier le profil cytokinique de ces patients. Des études randomisées sont nécessaires pour évaluer l'apport de la corticothérapie dans la prise en charge des patients atteints de SRAS.

Parmi les traitements antiviraux disponibles, la ribavirine a été largement utilisée chez les patients infectés par le SRAS au début de l'épidémie. Le bénéfice clinique de cette molécule n'a toutefois jamais été démontré [7, 16]. De plus, les études *in vitro* ont montré son inefficacité sur le SARS-CoV [17]. Enfin, cette molécule est associée à une fréquence élevée d'effets indésirables, parfois graves [18]. L'utilisation de la ribavirine n'est donc pas actuellement recommandée, notamment par les équipes canadiennes. Le lopinavir, une inhibiteur de protéase utilisé chez les patients infectés par le VIH, a montré une efficacité *in vitro* sur le SARS-CoV (données non publiées). Le bénéfice clinique de cette molécule reste à démontrer. L'interféron a également été utilisé chez les patients infectés par le SRAS. Dans une étude canadienne, l'efficacité de l'interféron Alfacon-1 associé à des bolus de corticoïdes a été évaluée dans une population de patients infectés par le SRAS, présentant une aggravation de leur atteinte respiratoire malgré un traitement antibiotique adapté [19]. Les auteurs ont comparé l'efficacité de cette combinaison avec l'efficacité de la corticothérapie seule utilisée dans une cohorte historique de patients ayant les mêmes caractéristiques. Le délai médian de survenue de l'amélioration des images radiologiques était de 4 jours dans le bras interféron Alfacon-1 associé à des bolus de corticoïdes *versus* 11,5 jours dans le bras corticoïdes seuls témoignant d'une efficacité de la combinaison interféron-corticoïdes.

Le schéma d'étude utilisé (comparaison historique) n'est toutefois pas un schéma robuste. De plus, l'utilisation des bolus de corticoïdes dans un bras, et des corticoïdes non bolusés dans l'autre ne permet pas d'évaluer correctement l'apport de l'interféron. D'autres études sont donc nécessaires.

Les mesures d'isolement font partie intégrante du traitement, la protection des soignants (masque N95®, lunettes, gants, surblouses) et des autres personnes de l'entourage du patient étant prioritaire puisqu'il s'agit d'une maladie transmissible par contact direct.

La peste aviaire

La transmission directe du virus influenza A aviaire à l'homme est rare surtout avec une souche de type H7N7. Elle ne peut normalement se produire que si la personne est soumise à de fortes doses de virus et de manière répétée. Cela concerne donc les personnes exposées aux volailles ou au virus pour des raisons professionnelles. Le risque d'émergence d'un virus influenza pathogène pour l'homme est beaucoup plus élevé si une personne est infectée simultanément par une souche aviaire et une souche humaine. Dans ce cas, le réassortiment entre les génomes des deux virus aviaire et humain (cas particulier de recombinaison génétique) peut mener à la création d'un virus hautement pathogène pour l'homme [20].

Aux Pays-Bas, l'épidémie de la peste aviaire, en 2003, était inhabituelle compte tenu du nombre important d'infections chez les personnes au contact de foyers aviaires [21]. En effet, l'épidémie a été responsable de 266 cas de conjonctivites et de 63 cas de syndromes grippaux chez les personnes au contact de foyers aviaires. De plus, trois cas secondaires à des cas humains ont été identifiés parmi lesquels deux cas de conjonctivite et un syndrome pseudogrippal. La survenue d'un syndrome peudogrippal était associée à la conjonctivite dans 63,4 % des cas et isolée dans 35,6 % des cas. Un vétérinaire décéda au cours de cette épidémie après avoir développé une pneumonie bilatérale et un SDRA. Le virus H7N7 a été isolé de ses poumons.

Les mesures qui ont été mises en place chez les personnes au contact de foyers aviaires afin de pouvoir diminuer le risque de transmission du virus à l'homme étaient le port de masque et de vêtements de protection, lavage des mains, vaccination antigrippale, et prophylaxie antigrippale par les inhibiteurs de neuraminidase. Le vétérinaire qui décéda au cours de cette épidémie ne prenait pas de prophylaxie antigrippale.

RÉFÉRENCES BIBLIOGRAPHIQUES

1. World Health Organization. Update 96-Taiwan, China : SARS transmission interrupted in last outbreak area. Available at : http://www.who.int/csr/don/2003_07_05/en/. Accessed July 5, 2003.
2. World Health Organization. Summary of probable SARS cases with onset of illness from November 1 2002 to 31 July 2003. Available at : http://www.who.int/csr/sars/country/table2003_09_23/en/. Revised 26 September 2003.
3. Eurosurveillance Weekly. Avian influenza spreads to Germany. *Eurosurveillance Weekly* 2003 ; 7 : 030515 (http://www.eurosurveillance.org/ew/2003/030515.asp).

4. Peiris JS, Chu CM, Cheng VC, *et al.* Clinical progression and viral load in a community outbreak of coronavirus-associated SARS pneumonia : a prospective study. *Lancet* 2003 ; 361 (9371) : 1767-72.
5. Seto WH, Tsang D, Yung RW, *et al.* Effectiveness of precautions against droplets and contact in prevention of nosocomial transmission of severe acute respiratory syndrome (SARS). *Lancet* 2003 ; 361 (9368) : 1519-20.
6. Loeb M, Henry B, Ofner M, *et al. Risk factors for severe acute respiratory syndrome (SARS) among critical care nurses.* Chicago : Interscience Conference on Antimicrobial Agents and Chemotherapy, 2003.
7. Booth CM, Matukas LM, Tomlinson GA, *et al.* Clinical features and short-term outcomes of 144 patients with SARS in the greater Toronto area. *JAMA* 2003 ; 289 (21) : 2801-9.
8. Donnelly CA, Ghani AC, Leung GM, *et al.* Epidemiological determinants of spread of causal agent of severe acute respiratory syndrome in Hong Kong. *Lancet* 2003 ; 361 (9371) : 1761-6.
9. Drosten C, Gunther S, Preiser W, *et al.* Identification of a novel coronavirus in patients with severe acute respiratory syndrome. *N Engl J Med* 2003 ; 348 (20) : 1967-76.
10. Gold WL, Mederski B, Rose D, *et al. Prevalence of asymptomatic (AS) infection by severe acute respiratory syndrome coronavirus (SARS-CoV) in exposed healthcare workers (HCW).* Chicago : Interscience Conference on Antimicrobial Agents and Chemotherapy, 2003.
11. Lee N, Hui D, Wu A, *et al.* A major outbreak of severe acute respiratory syndrome in Hong Kong. *N Engl J Med* 2003 ; 348 (20) : 1986-94.
12. Wong RS, Wu A, To KF, *et al.* Haematological manifestations in patients with severe acute respiratory syndrome : retrospective analysis. *Br Med J* 2003 ; 326 (7403) : 1358-62.
13. Wu EB, Sung JJ. Haemorrhagic-fever-like changes and normal chest radiograph in a doctor with SARS. *Lancet* 2003 ; 361 (9368) : 1520-1.
14. Lew TW, Kwek TK, Tai D, *et al.* Acute respiratory distress syndrome in critically ill patients with severe acute respiratory syndrome. *JAMA* 2003 ; 290 (3) : 374-80.
15. Ho JC, Ooi GC, Mok TY, *et al.* High dose pulse *versus* non-pulse corticosteroid regimens in severe acute respiratory syndrome. *Am J Respir Crit Care Med* 2003 (sous presse).
16. Hsu LY, Lee CC, Green JA, *et al.* Severe acute respiratory syndrome (SARS) in Singapore : clinical features of index patient and initial contacts. *Emerg Infect Dis* 2003 ; 9 (6) : 713-7.
17. Larkin M. SARS treatment : who will lead the way forward ? *Lancet Infect Dis* 2003 ; 3 (7) : 400.
18. Knowles SR, Phillips EJ, Dresser L, Matukas L. Common adverse events associated with the use of ribavirin for severe acute respiratory syndrome in Canada. *Clin Infect Dis* 2003 ; 37 (8) : 1139-42.
19. Loutfy ME, Blatt L, Ward S, *et al.* Preliminary results on the potential therapeutic benefit of interferon Alfacon-1 plus steroids in severe acute respiratory syndrome. Chicago : Interscience Conference on Antimicrobial Agents and Chemotherapy, 2003.
20. Capua I, Alexander DJ. Avian influenza and human health. *Acta Trop* 2002 ; 83 (1) : 1-6.
21. Eurosurveillance Weekly. Update on human infections with highly pathogenic avian influenza virus A/H7N7 during an outbreak in poultry in the Netherlands. *Eurosurveillance Weekly* 2003 ; 7 : 030501 (http://www.eurosurveillance.org/ew/2003/030501.asp).

Virus respiratoires : actualités

Sylvie VAN DER WERF

Unité de Génétique Moléculaire des Virus Respiratoires, URA1966 CNRS, Centre National de Référence des virus influenzae (Région-Nord), Centre Collaborateur de l'OMS pour la référence et la recherche sur la grippe et les autres virus respiratoires, Institut Pasteur, 25, rue du Docteur Roux, 75724 Paris, France

Les virus respiratoires sont une cause majeure de morbidité et de mortalité par pneumonie. Ils donnent le plus souvent lieu à des épidémies saisonnières, dont le caractère parfois explosif est lié à leur mode de transmission qui leur confère une capacité de diffusion rapide au sein de la population. La récurrence des épidémies à virus respiratoires est liée à la multiplicité et à la grande diversité des virus en cause (adénovirus, rhinovirus, entérovirus, virus para-influenzae, virus respiratoire syncytial, coronavirus, virus grippaux, etc.). En effet, l'existence de nombreux types viraux ainsi que l'important potentiel de variation génétique de nombre de virus respiratoires, tels que les virus grippaux, autorise des infections multiples tout au long de la vie. De surcroît, le fait que pour une part importante des pathologies respiratoires l'agent en cause n'est pas identifié, et la mise en évidence récente de nouveaux virus respiratoires tels que le métapneumovirus ou le coronavirus associé au syndrome respiratoire aigu sévère (SRAS) suggèrent que d'autres virus respiratoires encore inconnus restent à caractériser et/ou sont susceptibles d'émerger, notamment à partir du réservoir animal comme cela est bien documenté pour les virus grippaux.

Les virus grippaux

Bien qu'il existe 3 types de virus grippaux humains (A, B et C), seuls les virus grippaux de type A et B sont responsables des épidémies annuelles de grippe. En ce qui concerne les virus grippaux de type A, différents sous-types peuvent être distingués sur la base de leurs glycoprotéines de surface, l'hémagglutinine (HA ou H) et la neuraminidase (NA ou N). Ainsi, depuis leur introduction à partir du réservoir aviaire lors de la pandémie de grippe de Hong Kong en 1968, les virus grippaux de sous-type A(H3N2) circulent dans la population humaine parallèlement aux virus de sous-type A(H1N1) réapparus chez l'homme en 1977 lors de l'épidémie de grippe russe.

Au cours de leur circulation dans la population humaine, les virus grippaux font l'objet d'une variation antigénique continue, ou dérive antigénique, qui résulte de la grande variabilité génétique de leur génome et des pressions de sélection exercées notamment du fait de l'immunité de la population. La variabilité génétique est le fruit à la fois de l'accumulation de mutations lors de la réplication du génome viral et d'événements de réassortiments entre virus grippaux à la faveur de co-infections. Ces variations se traduisent par l'apparition continue de nouveaux variants antigéniques pour chacun des types et sous-types de virus grippaux nécessitant la constante réactualisation de la composition vaccinale.

En ce qui concerne les virus grippaux de type B, deux lignages distincts, B/Yamagata et B/Victoria ont co-circulé depuis plusieurs années, les virus du lignage B/Victoria prédominant récemment. En ce qui concerne les virus de type A, des événements de réassortiment entre les virus de sous-type A(H3N2) et A(H1N1) se sont traduits par l'émergence en 2001 d'un nouveau sous-type viral A(H1N2). L'analyse génétique a révélé que ces nouveaux virus A(H1N2) dérivaient l'ensemble de leurs segments génomiques des virus A(H3N2) à l'exception du segment de l'hémagglutinine H1 dérivée des virus A(H1N1). Alors que les virus A(H1N2) combinent les caractéristiques antigéniques des deux autres sous-types, il a été suggéré que, compte tenu de l'importance de la balance entre les activités de fixation et de destruction du récepteur respectivement portées par la HA et la NA, l'association particulière de la H1 avec la N2 confère un avantage sélectif à ces virus d'un nouveau sous-type.

Parallèlement à la circulation continue des virus grippaux humains, des cas d'infection chez l'homme par des virus grippaux aviaires ont été récemment documentés, laissant craindre la possibilité d'introduction d'un nouveau sous-type vis-à-vis duquel la population ne possède pas d'anticorps. Faisant suite aux 18 cas, dont 6 mortels, d'infection grippale par un virus A(H5N1) recensés en 1997 à Hong Kong lors de l'épisode de la grippe du poulet, des cas sporadiques d'infection grippale par des virus A(H5N1) mais aussi A(H9N2) d'origine aviaire ont été identifiés à Hong Kong récemment. L'analyse des caractéristiques génétiques de ces virus et leur comparaison avec celles des virus grippaux circulant de façon concomitante chez les volailles et chez les oiseaux sauvages, qui constituent le réservoir des virus grippaux, a mis en évidence le brassage génétique constant qui s'opère entre virus grippaux et a permis l'identification de certains déterminants génétiques susceptibles de conférer aux virus grippaux aviaires un potentiel accru de franchissement de la barrière d'espèce. Un tel franchissement de la barrière d'espèce a également été observé tout récemment aux Pays-Bas au printemps 2003 [1]. Dans le cadre d'épizooties à virus A(H7N7) dans les élevages de volailles, 79 cas humains de conjonctivite ainsi que 13 cas de syndrome grippal à virus H7N7 dont un mortel ont été documentés. La possibilité d'une transmission inter-humaine, heureusement limitée, a également été mise en évidence. De plus, l'introduction chez le porc a été observée sans toutefois que s'établisse une transmission des virus H7N7 au sein de cette espèce. Il est à noter que les virus en cause se sont avérés extrêmement proches sur le plan génétique d'un virus H7N7 isolé d'un canard colvert aux Pays-Bas en 2000 désignant la faune aviaire sauvage comme la source initiale de l'infection des élevages de volaille [2].

L'ensemble de ces épisodes récents illustre le potentiel de transmission à l'homme des virus grippaux aviaires et l'existence permanente d'un risque pandémique en cas d'adaptation et de possibilité de transmission inter-humaine efficace de ces virus suite à leur introduction dans une population humaine dénuée de toute immunité vis-à-vis du nouveau sous-type viral. Le risque majeur dans ces circonstances est lié à la possibilité de survenue d'un événement de réassortiment entre virus aviaires transmis occasionnellement et virus humains circulants *(Figure 1)*. Un tel événement de réassortiment pourrait survenir soit chez l'homme, soit chez une espèce mammifère telle que le porc, comme ce fut vraisemblablement le cas lors des pandémies de grippe asiatique en 1957 et de grippe de Hong Kong en 1968. Les événements récents soulignent ainsi la nécessité d'une surveillance intensive des virus grippaux non seulement de la population humaine mais également des espèces d'élevage sensibles aux virus grippaux (volailles et porcs) ainsi que de la faune aviaire sauvage.

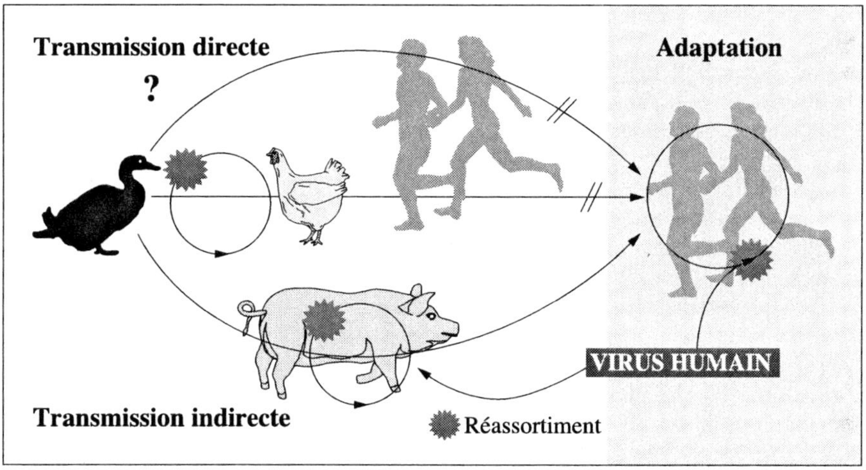

Figure 1. Modèles de transmission inter-espèces et d'adaptation des virus grippaux.

Syndrome respiratoire aigu sévère

L'actualité récente a également été marquée par la survenue de l'épidémie de syndrome respiratoire aigu sévère (SRAS) (pour revue, voir [3]). Ce syndrome reconnu initialement suite à la survenue de foyers de pneumopathies atypiques touchant les personnels soignants des hôpitaux de Hanoi et de Hong Kong a conduit l'OMS à émettre une alerte mondiale le 12 mars 2003 puis une alerte renforcée le 15 mars 2003 après identification de cas similaires à Singapour et au Canada. Ultérieurement, il a été établi que l'épidémie trouve son origine dans la province du Guandong en Chine du sud où les premiers cas sont survenus dès novembre 2002 et d'où elle s'est propagée d'abord à Hong Kong puis ailleurs dans le monde à partir du mois de février 2003. Le fait que la majorité des cas ont été observés en l'absence de mesures de précaution parmi les personnes en contact étroit avec les patients tels que les membres de la famille, les personnels soignants, ou d'autres patients indique que la transmission s'effectue principalement par gouttelettes ou par contact direct ou indirect avec les sécrétions respiratoires. Toutefois, d'autres modes de transmission par l'intermédiaire des systèmes d'évacuation des eaux usées et/ou par aérosol semblent possibles comme suggéré par le foyer associé à des cas de diarrhée dans le groupe d'immeubles d'*Amoy Garden* à Hong Kong ou encore par l'existence de transmissions sans contact étroit documenté à l'occasion de voyages en avion.

Les connaissances de l'histoire naturelle du SRAS sont encore fragmentaires. Sur la base d'études épidémiologiques, la période d'incubation a été estimée à 10 jours en moyenne, et varie de 2 à 16 jours. Le SRAS est caractérisé par une fièvre généralement élevée (> 38 °C), associée à un ou plusieurs symptômes respiratoires : toux sèche, essoufflement, difficultés respiratoires. D'autres symptômes systémiques d'allure grippale peuvent être associés comme des céphalées, myalgies, frissons, vertiges, diarrhées et un malaise général. Les manifestations hématologiques incluent une lymphopénie progressive avec réduction des lymphocytes T $CD4^+$ et $CD8^+$, une leucopénie transitoire et une thrombocytopénie généralement modérée. Les anomalies détectées à la radiographie pulmonaire révèlent typiquement une pneumonie interstitielle pouvant devenir bilatérale et généralisée de façon concomitante avec une détérioration des fonctions respiratoires. Celle-ci survient chez 20 % des patients généralement vers le 12e jour et pourrait impliquer un mécanisme immunopathologique. La mortalité associée, qui varie de 0 à 50 % selon l'âge, est en moyenne de 14-15 %.

Bien qu'initialement la détection à Hong Kong d'un nouveau virus grippal A(H5N1) chez deux patients revenant de la province du Guandong ait laissé penser que l'émergence d'un nouveau sous-type grippal puisse être la cause du SRAS, cette hypothèse a rapidement été écartée. De même, en dépit de la détection du métapneumovirus chez de nombreux patients atteints de SRAS à Hong Kong et Toronto, il a été établi par la suite que ce virus n'était pas la cause primaire du SRAS. La caractérisation de l'agent responsable a été réalisée fin mars et a permis l'identification d'un nouveau virus de la famille des *Coronaviridae*, genre coronavirus *(Figure 2)* qui comprend de nombreux membres responsables de pathologies respiratoires et entériques, parfois persistantes, chez plusieurs espèces animales (porcine, aviaire, bovine, murine, canine, féline) et chez l'homme. Il a été démontré que ce nouveau virus remplit les critères des quatre postulats de Koch requis pour établir qu'il s'agit de l'agent étiologique du SRAS [4], à savoir : (1) le pathogène doit être détecté chez tous les cas atteints de la maladie ; (2) il doit être isolé de l'hôte infecté et multiplié en culture pure ; (3) il doit reproduire la maladie lorqu'il est introduit chez l'hôte sensible ; (4) il doit être retrouvé chez l'hôte ainsi infecté expérimentalement.

L'identification du coronavirus associé au SRAS (SARS-CoV) a ainsi permis le développement d'outils de diagnostic et l'étude des profils d'excrétion virale et de la réponse immunitaire au cours de l'infection. La présence du virus a pu être observée par détection de l'ARN viral par RT-PCR dans différents types de prélèvements respiratoires (écouvillonages/aspirations nasales ou pharyngées, crachats, aspirations endotrachéales, lavage broncho-alvéolaire) ou entériques (selles), ainsi qu'à des concentrations plus faibles dans le sang et les urines. Les données disponibles relatives à l'excrétion virale montrent que le virus est préférentiellement détecté dans les prélèvements du tractus respiratoire inférieur ou dans les selles où il peut atteindre des concentrations élevées [5, 6]. Néanmoins,

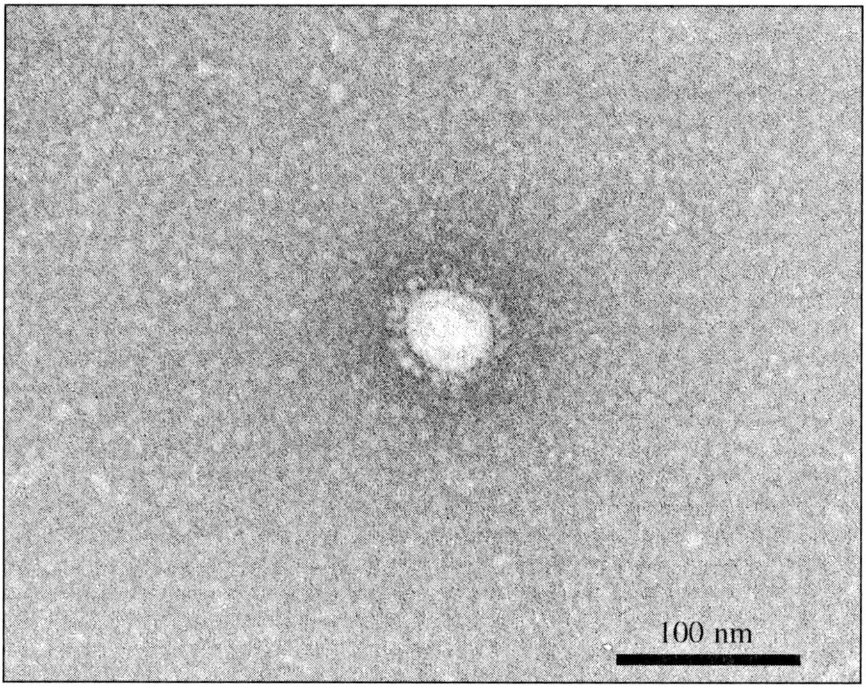

Figure 2. Coronavirus du SRAS en microscopie électronique (source, Institut Pasteur, cliché M.C. Prévost).

seuls environ 30 % des patients ont une excrétion virale détectable par RT-PCR au cours des 3 premiers jours de la maladie. Le pic d'excrétion virale se situe aux environs du 10e jour après le début des symptômes, la diminution de la charge virale coïncidant avec la mise en place de la réponse humorale [3, 6]. L'excrétion virale dans les selles persiste généralement au-delà de l'excrétion virale dans le tractus respiratoire et peut se prolonger pendant plusieurs semaines voire plusieurs mois chez certains patients. La mise en place des anticorps tant de type IgM que IgG est tardive, la séroconversion n'ayant pas pu être documentée avant 28 jours dans certains cas. D'après les données disponibles, le niveau des IgM sériques est faible, et elles sont généralement détectées de façon concomitante avec les IgG.

La détermination de la séquence du génome du SARS-CoV a montré qu'il ne s'agit ni d'un mutant d'un coronavirus connu, ni d'un recombinant entre coronavirus connus [7, 8]. Des études phylogénétiques ont montré que le SARS-CoV se classe dans un nouveau groupe de coronavirus, dans lequel aucun autre membre n'a encore été répertorié. Le SARS-CoV est un virus enveloppé comprenant un génome à ARN simple brin non segmenté, de polarité positive. Il contient, comme les autres coronavirus, 5 cadres ouverts de lectures (ORF) principaux qui codent pour la réplicase virale et quatre protéines structurales : la nucléoprotéine N qui s'associe à l'ARN viral pour former le complexe ribonucléoprotéique présent dans la particule virale et les trois glycoprotéines d'enveloppe (S, M et E) présentes à la surface du virion *(Figure 3)*.

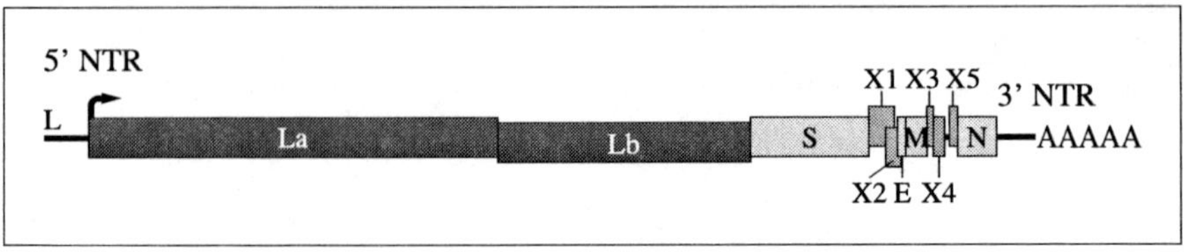

Figure 3. Organisation du génome du SRAS-coronavirus (d'après Rota *et al.* [7]).

Des analyses phylogénétiques de différents isolats de SARS-CoV ont permis d'identifier deux lignages génétiques [9]. L'un est lié aux infections acquises à l'hôtel M à Hong Kong et l'autre correspond aux isolats chinois. Ces deux lignages sont caractérisés par des mutations dans les orf1a (nsp1), orf1ab (nsp11), la région S1 de la protéine de spicule et la région non codante en amont du gène *N*. Bien qu'un polymorphisme limité ait été mis en évidence, le virus apparaît globalement génétiquement stable au cours des transmissions inter-humaines et ainsi plutôt bien adapté à l'homme comme hôte.

Si l'épidémie liée au SARS-CoV a pu être maîtrisée et le risque pandémique écarté par la mise en œuvre de mesures de contrôle sanitaire drastiques, telles que l'isolement des cas probables et confirmés et la mise en quarantaine de leurs contacts, l'épidémie aura causé 916 décès pour 8 422 cas recensés répartis dans une trentaine de pays différents entre novembre 2002 et juillet 2003, date à laquelle l'OMS a annoncé l'interruption de la dernière chaîne de transmission humaine.

Néanmoins, les mécanismes impliqués dans l'émergence de ce virus restent encore à ce jour inconnus. Une séroprévalence plus élevée chez les personnels des marchés en Chine ainsi que l'isolement ou la détection de virus génétiquement apparentés chez des civettes *(Paguma larvata)* et d'autres espèces animales suggèrent une possible origine animale du SRAS. Le séquençage du génome des virus isolés de la civette a montré qu'à l'exception d'une insertion de 29 nucléotides ces virus sont globalement identiques au virus humain. Toutefois, des études supplémentaires seront nécessaires pour pouvoir affirmer l'existence d'un réservoir animal et définir son rôle dans l'épidémiologie du SRAS [10]. De plus, l'absence de données sur une éventuelle persistance du SARS-CoV chez des porteurs sains ou une propagation à bas bruit par des sujets asymptomatiques renforcent les inquiétudes liées à la possible réémergence de la maladie, et à son éventuelle saisonnalité [3].

Conclusion

L'épidémie de SRAS a mis en évidence de façon dramatique le potentiel de diffusion rapide d'un nouveau virus respiratoire émergent et son impact non seulement en termes de santé publique mais également en termes économiques à cause notamment des coûts parfois élevés du traitement de la maladie et de son impact sur les échanges commerciaux et touristiques, entre les zones touchées et les zones indemnes. L'émergence d'un nouveau sous-type de virus grippal pourrait donner lieu à une diffusion mondiale encore plus explosive et dévastatrice.

L'extrême plasticité génétique des virus à ARN par mutation, recombinaison ou réassortiment comme c'est le cas des coronavirus et des virus grippaux est source d'une grande diversité et offre un potentiel d'émergence d'autres virus dans la population humaine. Ceci souligne la nécessité d'une collaboration internationale efficace pour une surveillance renforcée à la fois chez l'homme et l'animal domestique ou sauvage, ainsi que la nécessité de développement de recherches afin de mieux comprendre les facteurs et déterminants qui influencent les changements de tropisme ou de virulence virale ainsi que la capacité de franchissement de la barrière d'espèces.

RÉFÉRENCES BIBLIOGRAPHIQUES

1. Naffakh N, van der Werf S. Orthomyxoviridae. In : Huraux JM, Nicolas JC, Agut H, Peigue-Lafeuille H, eds. *Virologie médicale*, chap. 29. Paris : ESTEM, 2003 : 439-57.
2. Meijer A, Du Ry van Beest Holle M, Fouchier R, Natrop G, Wilbrink B, Bosman A, Osterhaus A, van Steenbergen J, Conyn-van Spaendonck M, Koopmans M. Human infection associated with outbreak of fowl plague (avian influenza) in the Netherlands-update 27 March. *Eurosurveillance Weekly* 2003 ; 7 (13) : 030313.
3. Curie G, Avril S, Criton C, Fagherazzi-Pagel H, Fener P, Gunet MC, Hameau T, Hansen C, Sow HK, Jacquemot-Perbal MC, Kettani F, Morel-Pair C, Prud'homme MC, Taliercio B. In : Kamps S, Hoffmann C, eds. *SARS-Reference10/2003*. FlyingPublisher, 2003 www.SARSreference.com
4. Kuiken T, Fouchier RA, Schutten M, Rimmelzwaan GF, van Amerongen G, van Riel D, Laman JD, de Jong T, van Doornum G, Lim W, Ling AE, Chan PK, Tam JS, Zambon MC, Gopal R, Drosten C, van der Werf S, Escriou N, Manuguerra JC, Stohr K, Peiris JS, Osterhaus AD. Newly discovered coronavirus as the primary cause of severe acute respiratory syndrome. *Lancet* 2003 ; 362 (9380) : 263-70.
5. Drosten C, Gunther S, Preiser W, van der Werf S, Brodt HR, Becker S, Rabenau H, Panning M, Kolesnikova L, Fouchier RA, Berger A, Burguiere AM, Cinatl J, Eickmann M, Escriou N, Grywna K, Kramme S, Manuguerra JC, Muller S, Rickerts V, Sturmer M, Vieth S, Klenk HD, Osterhaus AD, Schmitz H, Doerr HW. Identification of a novel coronavirus in patients with severe acute respiratory syndrome. *N Engl J Med* 2003 ; 348 (20) : 1967-76.
6. Peiris JS, Chu CM, Cheng VC, Chan KS, Hung IF, Poon LL, Law KI, Tang BS, Hon TY, Chan CS, Chan KH, Ng JS, Zheng BJ, Ng WL, Lai RW, Guan Y, Yuen KY ; HKU/UCH SARS Study Group. Clinical progression and viral load in a community outbreak of coronavirus-associated SARS pneumonia : a prospective study. *Lancet* 2003 ; 361 (9371) : 1767-72.
7. Rota PA, Oberste MS, Monroe SS, Nix WA, Campagnoli R, Icenogle JP, Penaranda S, Bankamp B, Maher K, Chen MH, Tong S, Tamin A, Lowe L, Frace M, DeRisi JL, Chen Q, Wang D, Erdman DD, Peret TC, Burns C, Ksiazek TG, Rollin PE, Sanchez A, Liffick S, Holloway B, Limor J, McCaustland K, Olsen-Rasmussen M, Fouchier R, Gunther S, Osterhaus AD, Drosten C, Pallansch MA, Anderson LJ, Bellini WJ. Characterization of a novel coronavirus associated with severe acute respiratory syndrome. *Science* 2003 ; 300 (5624) : 1394-9.
8. Marra MA, Jones SJ, Astell CR, Holt RA, Brooks-Wilson A, Butterfield YS, Khattra J, Asano JK, Barber SA, Chan SY, Cloutier A, Coughlin SM, Freeman D, Girn N, Griffith OL, Leach SR, Mayo M, McDonald H, Montgomery SB, Pandoh PK, Petrescu AS, Robertson AG, Schein JE, Siddiqui A, Smailus DE, Stott JM, Yang GS, Plummer F, Andonov A, Artsob H, Bastien N, Bernard K, Booth TF, Bowness D, Czub M, Drebot M, Fernando L, Flick R, Garbutt M, Gray M, Grolla A, Jones S, Feldmann H, Meyers A, Kabani A, Li Y, Normand S, Stroher U, Tipples GA, Tyler S, Vogrig R, Ward D, Watson B, Brunham RC, Krajden M, Petric M, Skowronski DM, Upton C, Roper RL. The genome sequence of the SARS-associated coronavirus. *Science* 2003 ; 300 (5624) : 1399-404.

9. Ruan YJ, Wei CL, Ee AL, Vega VB, Thoreau H, Su ST, Chia JM, Ng P, Chiu KP, Lim L, Zhang T, Peng CK, Lin EO, Lee NM, Yee SL, Ng LF, Chee RE, Stanton LW, Long PM, Liu ET. Comparative full-length genome sequence analysis of 14 SARS coronavirus isolates and common mutations associated with putative origins of infection. *Lancet* 2003 ; 361 (9371) : 1779-85.

10. Guan Y, Zheng BJ., He YQ, Liu XL, Zhuang ZX, Cheung CL, Luo SW, Li PH, Zhang LJ, Guan YJ, Butt KM, Wong KL, Chan KW, Lim W, Shortridge KF, Yuen KL, Peiris JSM, Poon LLM. Isolation and characterization of viruses related to the SARS coronavirus from animals in Southern China. *Science* 2003 ; 302 (5643), 276-8.

III
Biotox : variole

Virologie des *Poxvirus*, actualités

Daniel GARIN[1], Jean-Marc CRANCE[1], Danièle SPEHNER[2], Robert DRILLIEN[2]

[1] *Laboratoire de virologie, CRSSA Émile-Pardé, BP 87, 38702 Grenoble, France*
[2] *E345 INSERM, EFS-Alsace, Strasbourg, France*

La découverte du programme soviétique de militarisation du virus de la variole fait de ce pathogène un des plus redoutables agents biologiques qu'il nous faut craindre aujourd'hui. Après une douzaine de jours d'incubation (7 à 17 jours), la maladie se déclare par une pustulose généralisée dont les lésions de même âge prédominent en périphérie. Le diagnostic peut être effectué par l'utilisation d'une PCR consensus du genre *Orthopoxvirus*, mais sa confirmation nécessite la mise en culture du prélèvement dans un laboratoire de type P4. Seul le cidofovir pourrait avoir une action antivirale efficace en prophylaxie et en thérapeutique, mais les données disponibles n'ont été obtenues que chez l'animal. Une vaccination efficace est disponible, les vaccins anciens produits sur la peau de génisse ou de mouton devraient bientôt être remplacés par une deuxième génération produite sur culture cellulaire. Le danger inhérent à ce type de vaccins doit conduire à poursuivre les recherches sur des souches du virus de la vaccine non réplicatives et mieux tolérées.

Prévenir l'impensable

La prédiction de E. Jenner édictée en 1798 : « *The annihilation of smallpox, the most dreadful scourge of the human species, must be the final result of this practice (vaccination)* » se voit confirmée en 1980 par la 33e Assemblée mondiale de la santé : « *we declare solemnly that the world and all its peoples have won freedom from smallpox...* ». L'optimisme de cette déclaration enthousiaste n'est plus de mise aujourd'hui, comme le sous-entend une réflexion d'un dirigeant du FBI, R. Campana, en 1998 « ... *God help us if it 's smallpox* ». Ainsi en deux siècles exactement, une maladie à l'origine d'un des plus beaux succès de la médecine moderne est redevenue un cauchemar potentiel du genre humain [1].

La variole a longtemps constitué l'un des pires fléaux infectieux qu'ait connu l'humanité. Ce virus est (avec la bactérie *Bacillus anthracis*) le principal agent militarisable à prendre en considération. Le succès de la campagne d'éradication de l'OMS et l'abandon progressif dans les pays industrialisés de l'utilisation d'un vaccin peu coûteux, efficace, mais partiellement dangereux, la découverte d'un programme russe secret de militarisation de la variole [2], font craindre la possible mise à disposition de la souche virulente *India* à des pays « potentiellement proliférants » ou à des groupes terroristes [3]. Plus de dix laboratoires clandestins sont suspectés de travailler sur le virus vivant de la variole. L'ex-Union Soviétique avait produit et stocké plus de 20 tonnes de virus variolique, poids correspondant probablement au total des cultures cellulaires. Les trois centres impliqués dans ce programme (Koltsovo, Zagorsk et Pokrov) disposaient chacun de capacités de production plusieurs fois supérieures à l'usine française de production de vaccins Aventis Pasteur. La production russe a été réalisée sous forme liquide avec une « Q50 » (poids nécessaire pour infecter 50 % de la population sur 1 km^2) de 3,5 kg [2]. La mortalité induite par ce virus serait de 30 % à 50 % chez les personnes non vaccinées, de 10 % chez les sujets vaccinés depuis plus de 20 ans, de 1,5 % chez les sujets vaccinés depuis 10 ans. Si le risque d'emploi du virus de la variole reste faible, le désastre qu'il entraînerait serait sans commune mesure avec l'utilisation d'autres armes biologiques. Le délai d'incubation de 12 jours sera probablement raccourci pour les premières victimes d'un aérosol fortement infectieux. La forte contagiosité, les moyens diagnostiques, prophylactiques et thérapeutiques encore limités dans les hôpitaux rendraient rapidement difficilement contrôlables l'extension de l'épidémie dès la troisième génération de patients. Dans un scénario aux États-Unis [4], un délai de 15 jours pour le premier diagnostic est considéré comme optimiste. Ce délai est aujourd'hui malheureusement confirmé par la récente épidémie de *Monkeypox* aux États-Unis. En moins de deux mois, des centaines de patients pourraient être infectés en fonction de l'importance de l'attaque et de la qualité des mesures de quarantaine instituées. Avec 100 personnes initialement contaminées, certains modèles prédisent qu'il faudrait plus d'un an et plus de 9 millions de doses de vaccins pour stopper une épidémie de 4 200 cas qui surviendrait en France.

Un nouveau fait est venu renforcer les craintes de l'utilisation d'un poxvirus comme arme biologique : la création, par hasard, par une équipe australienne, d'une souche de poxvirus génétiquement modifiée particulièrement pathogène [5]. Il n'est pas exclu que ces résultats puissent donner la clé d'une éventuelle « amélioration » d'une arme biologique variole ou surtout *Monkeypox* qui vient de confirmer son potentiel de transmission par voie aérienne par l'intermédiaire des chiens de prairie aux États-Unis.

L'émergence du *Monkeypox* aux États-Unis

Les chiens de prairie sont considérés comme des nuisibles par les agriculteurs américains car ils creusent des réseaux de galeries souterraines susceptibles de piéger et de blesser les grands ruminants qui se déplacent dans les mêmes zones. Pour s'en débarrasser, ils ont imaginé un système radical : l'utilisation d'un aspirateur particulièrement puissant. Il arrive que ces animaux survivent à ce traitement, d'où l'idée de rentabiliser ces campagnes d'extermination en les vendant comme animal de compagnie. Un grossiste a donc centralisé l'hébergement des chiens de prairie, malheureusement au contact de rats géants de Gambie, les crycétomes, récemment importés d'Afrique et porteurs du virus monkeypox. Les chiens de prairie se sont révélés sensibles à la maladie, autant que d'excellents diffuseurs. Le record, dix-huit personnes contaminées, est détenu par un animal successivement transmis à trois familles différentes, probablement du fait de son caractère irascible. Soixante et onze cas humains ont été recensés, principalement dans l'Illinois, le Wisconsin et l'Indiana. Deux encéphalites ont été observées chez de jeunes enfants de moins de trois ans sans qu'aucun décès n'ait été à déplorer. Les sujets contacts et les personnels de santé de terrain ont été vaccinés. Il est à noter que malgré l'information intensive réalisée auprès des médecins, il a fallu plus de quinze jours pour que l'alerte d'une épidémie de syndromes varioliformes soit transmise au CDC.

Le cycle viral

Les glycosaminoglycanes de type héparane sulfate et chondroïtine sulfate ont été identifiés comme récepteurs du virus de la vaccine et sont vraisemblablement des récepteurs pour d'autres poxvirus. La présence de ces molécules sur la plupart des cellules peut expliquer la capacité des poxvirus à engager au moins les premières étapes du cycle viral dans une variété de cellules hôtes.

L'entrée des Poxvirus a lieu de façon différente selon que le virus est entouré par une enveloppe supplémentaire ou non. Dans le premier cas, l'entrée se fait par fusion de la membrane virale avec la membrane cellulaire. Dans le cas de virions qui possèdent une enveloppe supplémentaire, l'entrée se fait par endocytose. L'enveloppe supplémentaire serait ensuite désagrégée par le pH acide à l'intérieur des vésicules d'endocytose, ce qui permettrait la fusion entre la membrane virale et la membrane de la vésicule. Ces événements de décapsidation engendrent dans le cytoplasme des nucléocapsides virales dont les génomes sont transcrits en ARNm par l'ARN polymérase virale.

Comme pour d'autres virus à ADN, le cycle se divise en deux phases principales, une phase précoce qui a lieu avant la réplication de l'ADN viral et une phase tardive qui se produit après et correspond à la période de synthèse et d'assemblage des composants des particules virales. La synthèse de l'ARNm précoce dépend uniquement de l'ARN polymérase virale dont les 8 sous-unités sont encapsidées dans les virions. Cette synthèse peut être reproduite *in vitro* avec du virus purifié à condition de fournir les ribonucléotides précurseurs. Les ARNm précoces codent pour des protéines qui interviennent dans le métabolisme des nucléotides et le processus de réplication de l'ADN. Ils codent par ailleurs jusqu'à une dizaine de protéines différentes destinées à interférer avec la réponse immunitaire. Ces dernières agissent selon trois stratégies principales [6] : inhibition de la reconnaissance des cellules infectées par le système immunitaire, inhibition de la réponse antivirale innée et présentation de leurres qui interfèrent avec l'activité de cytokines et leurs récepteurs. Enfin, les ARNm précoces codent pour des facteurs nécessaires au déroulement d'une deuxième phase de transcription (la phase intermédiaire) qui a lieu sur de l'ADN néosynthétisé. Les ARNm issus de cette deuxième phase codent à leur tour pour des facteurs nécessaires à la transcription tardive et à la synthèse des protéines de structure. Bien que toutes les étapes du cycle viral aient lieu dans le cytoplasme des cellules infectées, on sait maintenant que des facteurs nucléaires sont nécessaires pour permettre la phase intermédiaire et la phase tardive de transcription.

La réplication de l'ADN viral est catalysée par une ADN polymérase codée par le virus et fait intervenir un certain nombre d'autres protéines virales. Les liaisons covalentes des extrémités du génome et la présence de répétitions inversées imposent un mode de réplication particulier qui a pour intermédiaire des molécules concatémériques. Les poxvirus codent pour pour la machinerie enzymatique, nécessaire pour transformer les concatémères en molécules unitaires pouvant être encapsidées.

L'assemblage des Poxvirus est un processus complexe qui débute par l'accumulation de protéines virales dans une zone délimitée du cytoplasme appelé viroplasme. Cette région, dont les organites cellulaires sont exclus, est entourée au début de l'infection par une membrane du réticulum endoplasmique. Les premières structures virales qui apparaissent sont des croissants membranaires dans lesquelles un matériel viroplasmique dense se concentre. Ces structures évoluent pour donner des particules virales sphériques non infectieuses. La morphogenèse se poursuit par une série de remaniements modifiant l'aspect extérieur et intérieur des particules pour aboutir à la formation de quatre types de particules virales infectieuses qui se distinguent entre elles par l'origine et le nombre de membranes qui les entourent [7]. La première forme infectieuse qui apparaît est le virus intracellulaire mature (VIM) qui est entouré d'une ou de deux membranes (selon les auteurs) dont le mode de formation est encore controversé. Cette forme constitue la majorité des particules virales. Une minorité des VIM migre vers l'appareil de Golgi où ils sont entourés de vésicules golgiennes (deux membranes supplémentaires) pour donner les virus intracellulaires enveloppés (VIE) qui sont des intermédiaires dans la voie de l'assemblage. Les VIE migrent le long des microtubules jusqu'à la membrane plasmique où leur enveloppe externe fusionne avec la membrane cellulaire (perte d'une membrane) pour donner des virus enveloppés associés à la cellule (VEC). Ces derniers sont extracellulaires mais attachés à la membrane plasmique. Certains d'entre eux se détachent pour donner des virus enveloppés extracellulaires (VEE). D'autres sont propulsés vers les cellules adjacentes grâce à des filaments d'actine. Enfin, les particules de type VIM peuvent, pour certaines espèces de Poxvirus, entrer dans des inclusions formées d'une protéine virale unique.

Les différentes formes virales ont chacune une fonction particulière dans la propagation de l'infection. Les VEC joueraient un rôle dans la transmission de cellule à cellule tandis que les VEE permettraient la propagation à distance dans l'organisme. Les VIM isolés ou les VIM au sein des corps d'inclusion interviendraient dans la propagation du virus d'organisme à organisme. Les inclusions faciliteraient la survie du virus dans les conditions sévères de l'environnement.

Le diagnostic

La forme clinique habituelle consiste en une éruption cutanée caractéristique pustuleuse et douloureuse avec des lésions de même âge prédominant sur la face et sur les membres, atteignant la paume des mains et la plante des pieds, et se transformant en une quinzaine de jours en croûtes noirâtres laissant des cicatrices indélébiles [8]. Les prélèvements pour le laboratoire sont réalisés sur le plancher des pustules effondrées et sur le pharynx.

Un diagnostic présomptif peut être réalisé par anatomo-pathologie en visualisant les corps éosinophiliques de Guarnieri à partir de frottis de lésions ou de biopsies. Il est aussi possible de mettre en évidence les particules virales identifiables en microscopie électronique, mais les différents orthopoxvirus sont indistinguables.

La distinction d'espèce était traditionnellement faite par inoculation de la membrane chorio-allantoïde de l'œuf de poule embryonné [9]. L'aspect morphologique des lésions de la membrane chorio-allantoïde obtenues en quarante-huit heures donnait une indication de diagnostic positif autant que différentiel. Avec la vaccine, les pustules étaient épaisses, nombreuses, larges et bien développées à la surface de la membrane, nécrotiques et hémorragiques. Avec le virus de la variole, les lésions macro- ou micropustulaires étaient moins nombreuses, chacune d'elles consistant en une petite plaque bombée, blanchâtre sans nécrose ni hémorragie du tissu avoisinant.

La mise en culture sur cellules (Vero, MRC5, BHK21...), si elle ne pose pas de problèmes techniques particuliers, pose de sérieuses difficultés réglementaires de sécurité. Même le laboratoire P4 Jean-Mérieux n'a pas aujourd'hui l'autorisation de cultiver ce virus. Seuls deux laboratoires sont toujours autorisés à détenir et cultiver ce virus : la section poxvirus du CDC à Atlanta et le centre « Vector » de Koltsovo, à Novosibirsk.

L'approche d'identification la plus rapide est moléculaire, mais la difficulté est d'obtenir une identification d'espèce, car les séquences sont très conservées dans les zones amplifiables au sein du genre *Orthopoxvirus*. Plusieurs techniques d'amplification génique ont été publiées : sur le gène *ATI*, le gène de l'hémagglutinine [10], le gène de la thymidine kinase et le gène *crmB*. Une technique utilisée au CDC permet la différenciation *Variola major/Variola minor* [11]. Au CRSSA, une méthode originale de consensus de genre utilisant la technologie TaqMan® ciblant la protéine de fusion de 14 kDa a été développée et diffusée aux différents laboratoires de virologie du réseau « biotox ». Cette technique, quantitative, permet un diagnostic du genre orthopoxvirus, puis la distinction entre la variole et les autres poxvirus pathogènes chez l'homme.

Trois générations de vaccins

L'usage a aujourd'hui consacré les termes de vaccins antivarioliques de première, deuxième et troisième génération.

Vaccins de première génération

Les vaccins de première génération sont les vaccins historiques produits jusqu'aux années 1980 par larges scarifications cutanées de moutons ou de génisses « débarrassés de leurs ectoparasites » dans des parties du corps de l'animal « qui ne risquent pas d'être souillées par l'urine et les fèces ». Le matériel vaccinal était récupéré par grattage à la cuillère sur des animaux traités par la morphine et grossièrement purifié par centrifugation.

Vaccins de deuxième génération

Un consensus rapide s'est donc dégagé pour renouveler ces vaccins avec une deuxième génération utilisant les mêmes virus, mais produits sur cellules, et ce avec une urgence d'autant plus accrue que certains pays ne possédaient plus ou peu de vaccins de première génération. L'Agence européenne pour l'évaluation du médicament (EMEA) a rapidement réuni un groupe d'experts afin de proposer des recommandations sur les moyens de production, le type d'études précliniques (sur animaux) et cliniques nécessaires à l'obtention d'une autorisation de mise sur le marché (AMM) [12]. L'objectif est de produire le virus de la vaccine sur des cellules déjà autorisées pour la production de vaccins (ce qui en pratique se limite à l'œuf, aux fibroblastes d'embryon de poulet, aux cellules Vero – rein de singe vert d'Afrique –, et aux cellules MRC5 – cellules diploïdes humaines) en partant de virus vaccinaux ayant déjà été utilisés avec succès lors de la campagne d'éradication. À cet égard, le choix se restreint : si de nombreuses souches de virus de la vaccine ont été utilisées pendant la campagne d'éradication, deux souches émergent comme les meilleures candidates :

• La souche *Lister*, développée par l'Institut Lister, est aussi appelée souche Elstree du nom de la ville anglaise qui héberge l'Institut Lister. Le stock original a été préparé en 1961, puis envoyé à Paris, Tokyo, Atlanta (CDC) et Moscou, pour être finalement utilisé par 23 des 59 producteurs de vaccins de par le monde. C'est la souche à l'origine des vaccins ayant une AMM dans la plupart des pays européens, dont la France.

• La souche *New York City Board of Health* (NYCBH), dont dérive la souche EM-63, a été utilisée aux États-Unis et en Afrique de l'Ouest par 7 producteurs de vaccins.

Un débat, largement animé par l'importance des enjeux commerciaux, tente toujours d'opposer ces deux souches : la souche *Lister* est souvent présentée comme plus efficace, mais aussi plus dangereuse que sa concurrente NYCBH. Mais, il n'existe pas de données permettant une comparaison fiable entre la souche européenne *Lister* et la souche américaine NYCBH, des arguments pour la moindre dangerosité de chacune des deux souches pouvant être mis en avant [13]. Mais ces vaccins, développés à partir des mêmes souches vivantes, n'ont aucune raison de ne pas entraîner moins de complications que leurs prédécesseurs produits sur animaux. Ces complications sont les suivantes :

1. L'*eczema vaccinatum* : le virus vaccinal se réplique activement sur toute la surface cutanée lésée, pouvant couvrir de grandes surfaces particulièrement chez l'enfant. Le décès est observé une fois sur trois.

2. Le *vaccinia necrosum* : suite à une déficience de l'immunité cellulaire, la réplication virale ne se limite pas à l'épiderme et envahit progressivement l'ensemble des tissus sous-jacents. La mort survient systématiquement en 3 à 5 mois, associée une fois sur deux à une encéphalite.

3. La vaccine généralisée : suite à la courte virémie post-vaccinale apparaît une éruption papuleuse généralisée, non pustuleuse, liée à une multiplication virale épidermique. L'évolution est le plus souvent favorable.

4. Les inoculations secondaires multiples : le patient s'auto-inocule (ou inocule un proche). Les atteintes ophtalmiques peuvent conduire à la perte de la vue de l'œil infecté.

5. L'encéphalite post-vaccinale. Elle survient deux semaines après la vaccination. Il est possible qu'elle corresponde à deux entités physiopathologiques distinctes : atteintes périvasculaires chez les enfants de moins de dix ans lors de la primo-vaccination et lésions démyélinisantes chez les personnes de plus de 15 ans lors du rappel.

6. Les myo-péricardites récemment mises en évidence chez les jeunes primovaccinés aux États-Unis [14].

Vaccins de troisième génération

D'autres approches doivent être envisagées avec des vaccins de troisième génération mieux tolérés et qui seraient mis au point à partir d'ADN codant pour des protéines virales ou à partir de souches du virus de la vaccine délétées et/ou incapables de se répliquer dans les cellules de mammifères.

En effet, plusieurs études ont démontré la possibilité de protéger la souris contre une inoculation létale avec le virus de la vaccine (modèle expérimental pour la vaccination anti-variolique) par la vaccination avec de l'ADN codant pour quatre protéines virales distinctes. Une de ces études a été étendue à la mise en évidence d'anticorps spécifiques chez des macaques après vaccination avec de l'ADN [15]. Des souches plus atténuées du virus de la vaccine ont été développées par passages successifs en culture cellulaire (souche LC16m8 au Japon, souche MVA en Allemagne). Ces souches ont été assez largement utilisées dans leurs pays d'origine sans effets secondaires notables. L'effet protecteur de ces deux souches n'a pas été évalué dans un contexte d'épidémie de variole puisque les pays concernés n'étaient plus exposés.

Par ailleurs, de nombreuses études ont montré qu'il est possible de déléter un certain nombre de gènes du virus de la vaccine qui sont non essentiels à la multiplication de ce virus en culture *in vitro*. Les virus délétés perdent, pour la majorité d'entre eux, leur pouvoir pathogène. Dans les quelques cas étudiés, les virus délétés conservent un pouvoir immunogène qui est protecteur dans un modèle animal. La souche NYVAC développée aux États-Unis par la Société *Virogenetics* (filiale de la Société Aventis Pasteur) a été atténuée par délétion ciblée de 18 gènes. Cette souche conserve sa capacité à se multiplier dans des cellules de singe Vero mais pas dans les cellules humaines [16]. Un groupe de recherche de la Société Baxter basée à Vienne (Autriche) a créé un virus de la vaccine délété pour un gène essentiel *(D4R)*. Ce virus se multiplie uniquement sur une lignée cellulaire qui a été transfectée pour *D4R*. Il est dépourvu de pouvoir pathogène chez la souris et présente des propriétés analogues à la souche MVA pour son pouvoir immunogène [17].

Les souches MVA et NYVAC ont toutes deux fait l'objet de développements industriels en tant que vecteurs d'antigènes étrangers chez l'homme. Leur utilisation dans des essais cliniques a donné satisfaction quant à leur innocuité mais des études supplémentaires sont nécessaires pour démontrer leur pouvoir protecteur contre la variole. Ces vaccins pourraient être utilisés chez les patients immunodéficients (VIH+...) chez qui les vaccins « vivants » sont contre-indiqués, ou en primovaccination dans l'espoir d'améliorer la tolérance à un rappel avec un vaccin de génération antérieure.

L'évaluation de ces nouveaux vaccins est rendu difficile parce que la variole n'existe plus, que le challenge chez l'homme avec le virus de la variole est inconcevable et que la connaissance des mécanismes qui conduisent à la protection immunologique est incomplète. Elle repose le plus souvent sur des données empiriques de plus de vingt ans et sur l'extrapolation des observations réalisées sur des modèles animaux imparfaits, le modèle le plus accessible et le plus utilisé étant la souris infectée par le virus cowpox ou le virus de la vaccine par voie intranasale. L'observation de la prise vaccinale, c'est-à-dire l'observation d'une lésion induite par la réplication virale et corrélée à la production d'anticorps neutralisants, l'induction d'une réponse cytotoxique et la production d'interféron. Immunité cellulaire et immunité humorale semblent impliquées dans la protection car les deux déficits agravent la pathogénicité virale. Dans l'expérience australienne [5], les scientifiques tentaient de développer un virus *Ectromelia (Mousepox)* exprimant une protéine embryonnaire de la souris *(mouse egg shell protein zona pellucida 3)*, afin de pouvoir contrôler les populations murines par un vaccin contraceptif. Pour améliorer une réponse humorale jugée insuffisante, ils ont tenté de modifier cette souche en intégrant dans son génome le gène de l'interleukine-4 (IL-4). La production de cette interleukine au moment de l'infection a entraîné une forte réduction de la réponse cellulaire, permettant au virus mutant de tuer toutes les souris infectées, y compris les souris ayant préalablement été immunisées par vaccination. Mais d'autres observations privilégient une place prépondérente de la réponse humorale. Les immunoglobulines spécifiques hyperimmunes sont partiellement efficaces chez l'homme. Des expériences chez la souris ont récemment démontré que si les effecteurs $CD4^+$ et $CD8^+$ n'étaient ni nécessaires, ni suffisants pour assurer la protection de la souris infectée, cette protection était parfaitement assurée par les anticorps neutralisants [18].

Les antiviraux

De nombreuses substances se sont révélées capables d'inhiber *in vitro* la réplication des poxvirus [19] : les inhibiteurs enzymatiques de l'IMP déshydrogénase (ribavirine), de la SAH hydrolase (néplanocine A), de l'OMP décarboxylase (pyrazofurine), de la CTP synthétase, de la thymidylate synthase, ainsi que les analogues nucléosidiques (adénine arabinoside), les thiosemicarbazones et les nucléosides phosphonates acycliques (cidofovir).

Le cidofovir, qui dispose d'une AMM pour le traitement des rétinites à CMV chez les patients sidéens, est la seule molécule réellement utilisable à ce jour, mais elle n'a démontré son efficacité que chez les modèles animaux. Une seule injection intraveineuse réalisée jusqu'à 4 jours après une infection intranasale par le cowpox virus, protège la souris dans 90 % des cas [20]. Des résultats équivalents ont été obtenus avec le *Cynomolgus* contaminé par des aérosols de monkeypox virus. Les inconvénients d'une injection intraveineuse pourraient être contournés par l'utilisation d'une formulation orale (en cours d'évaluation aux États-Unis) qui pourrait améliorer la tolérance rénale, mais des souches résistantes sont d'ores et déjà décrites [21].

RÉFÉRENCES BIBLIOGRAPHIQUES

1. Henderson DA, Inglesby TV, Bartlett JG, Ascher MS, Eitzen E, Jahrling PB, *et al.* Smallpox as a biological weapon : medical and public health management. Working Group on Civilian Biodefense. *JAMA* 1999 ; 281 (22) : 2127-37.
2. Alibek K. The Soviet Union's anti-agricultural biological weapons. *Ann NY Acad Sci* 1999 ; 894 : 18-9.
3. Orent W. Escape from moscow. *The Sciences* 1998 ; 3 : 26-31.
4. O'Toole T. Smallpox : an attack scenario. *Emerg Infect Dis* 1999 ; 5 (4) : 540-6.
5. Jackson RJ, Ramsay AJ, Christensen CD, Beaton S, Hall DF, Ramshaw IA. Expression of mouse interleukin-4 by a recombinant ectromelia virus suppresses cytolytic lymphocyte responses and overcomes genetic resistance to mousepox. *J Virol* 2001 ; 75 (3) : 1205-10.
6. Johnston JB, McFadden G. Poxvirus immunomodulatory strategies : current perspectives. *J Virol* 2003 ; 77 (11) : 6093-100.
7. Smith GL, Vanderplasschen A, Law M. The formation and function of extracellular enveloped vaccinia virus. *J Gen Virol* 2002 ; 83 : 2915-31.
8. Breman JG, Henderson DA. Diagnosis and management of smallpox. *N Engl J Med* 2002 ; 346 (17) : 1300-8.
9. Lépine P. Variole-vaccine. In : Lépine P, ed. *Techniques de laboratoire en virologie humaine.* Paris, Masson : 1964.
10. Sofi Ibrahim M, Kulesh DA, Saleh SS, Damon IK, Esposito JJ, Schmaljohn AL, *et al.* Real-time PCR assay to detect smallpox virus. *J Clin Microbiol* 2003 ; 41 (8) : 3835-9.
11. Ropp SL, Jin Q, Knight JC, Massung RF, Esposito JJ. PCR strategy for identification and differentiation of small pox and other orthopoxviruses. *J Clin Microbiol* 1995 ; 33 (8) : 2069-76.
12. EMEA-CFPMP. Note for guidance on the development of vaccinia virus based vaccines against smallpox. EMEA Report, 2002 : 1-19.
13. Rosenthal SR, Merchlinsky M, Kleppinger C, Goldenthal KL. Developing new smallpox vaccines. *Emerg Infect Dis* 2001 ; 7 (6) : 920-6.
14. Grabenstein JD, Winkenwerder W Jr. US military smallpox vaccination program experience. *JAMA* 2003 ; 289 (24) : 3278-82.
15. Hooper JW, Custer DM, Thompson E. Four-gene-combination DNA vaccine protects mice against a lethal vaccinia virus challenge and elicits appropriate antibody responses in nonhuman primates. *Virology* 2003 ; 306 (1) : 181-95.
16. Tartaglia J, Perkus ME, Taylor J, Norton EK, Audonnet JC, Cox WI, *et al.* NYVAC : a highly attenuated strain of vaccinia virus. *Virology* 1992 ; 188 (1) : 217-32.
17. Ober BT, Bruhl P, Schmidt M, Wieser V, Gritschenberger W, Coulibaly S, *et al.* Immunogenicity and safety of defective vaccinia virus lister : comparison with modified vaccinia virus Ankara. *J Virol* 2002 ; 76 (15) : 7713-23.

18. Belyakov IM, Earl P, Dzutsev A, Kuznetsov VA, Lemon M, Wyatt LS, *et al.* Shared modes of protection against poxvirus infection by attenuated and conventional smallpox vaccine viruses. *Proc Natl Acad Sci USA* 2003 ; 100 (16) : 9458-63.
19. De Clercq E. Vaccinia virus inhibitors as a paradigm for the chemotherapy of poxvirus infections. *Clin Microbiol Rev* 2001 ; 14 (2) : 382-97.
20. Bray M, Martinez M, Smee DF, Kefauver D, Thompson E, Huggins JW. Cidofovir protects mice against lethal aerosol or intranasal cowpox virus challenge. *J Infect Dis* 2000 ; 181 (1) : 10-9.
21. Smee DF, Sidwell RW, Kefauver D, Bray M, Huggins JW. Characterization of wild-type and cidofovir-resistant strains of camelpox, cowpox, monkeypox, and vaccinia viruses. *Antimicrob Agents Chemother* 2002 ; 46 (5) : 1329-35.

Vaccins anti-varioliques : acquis et perspectives

Thierry DEBORD[1], Bernard MEIGNIER[2]

[1] *Service des Maladies Infectieuses et Tropicales, Hôpital militaire Bégin, 69, avenue de Paris, 94160 Saint-Mandé, France*
[2] *Laboratoire Aventis Pasteur, Campus Mérieux, 15-141, avenue Marcel-Mérieux, 69280 Marcy-l'Étoile, France*

Pendant plusieurs siècles, la variole a constitué un véritable fléau pour l'humanité. Le 14 mai 1796, un médecin anglais, Edward Jenner, inocule à un garçon de 8 ans, James Phipps, le virus de la variole bovine *(cowpox)*, isolé de la main de Sarah Nelmes, jeune femme accidentellement infectée. Le 1er juillet de la même année, Jenner montre que le garçon vacciné résiste à la variole. Le nouveau procédé devient connu sous le terme de vaccination (du latin *vacca* : la vache). Le virus cowpox fut ensuite remplacé par le virus de la vaccine, virus très proche, d'origine toujours discutée : dérivé de la variole, du *cowpox*, du *horsepox* ou bien d'hybridation entre eux.

Jenner avait prédit « que la disparition de la variole, le plus épouvantable fléau de l'espèce humaine, serait le résultat final de cette pratique ». De fait, en 1980, la variole est officiellement déclarée éradiquée par l'OMS et la vaccination est progressivement abandonnée.

Paradoxalement, ce triomphe de la médecine moderne allait être à l'origine de notre vulnérabilité. La variole est le premier agent biologique à avoir été utilisé à des fins militaires au XVIIIe siècle. Le virus de la variole fait actuellement partie des principaux agents biologiques potentiellement utilisables dans un contexte de bioterrorisme. Les événements de septembre 2001 ont accru la perception de ce risque et amené à revoir les capacités de prévention, notamment la vaccination anti-variolique.

Vaccins antivarioliques

Les vaccins antivarioliques sont arbitrairement classés en 3 générations.

• Les vaccins de première génération, « historiques », ont été produits il y a 30 ans, par inoculation directe de souches vaccinales à des animaux, par scarification de la peau de génisses ou de moutons.

• Les vaccins de deuxième génération sont des vaccins produits à partir de souches historiques, adaptées sur cultures cellulaires, pour permettre une production conforme aux normes modernes.

• Les vaccins de troisième génération utilisent des souches non réplicatives, génétiquement modifiées, ou des peptides.

Vaccins de première génération

Souches vaccinales

Pendant des décennies, le vaccin variolique a été entretenu et multiplié dans des conditions extrêmement diverses, par passages chez l'homme, le bovin, le mouton, le lapin, etc. Et les passages d'une espèce à l'autre n'étaient pas rares. Il en est résulté une grande diversité des souches, différentes par leurs propriétés biologiques, telles que le pouvoir pathogène expérimental chez le lapin ou la souris, ou la formation de *pocks* sur la membrane chorioallantoïque de l'œuf embryonné. Grâce aux outils de la génétique virale, puis de la biologie moléculaire, des arbres généalogiques ont été dressés, qui restituent l'histoire des souches.

Une revue faite en 1968 par l'OMS illustre cette diversité : 71 laboratoires de 49 pays ou régions utilisaient au moins 19 souches différentes. Au cours du vaste programme d'éradication de la variole, quatre souches ont été inoculées à près d'un tiers de la population mondiale à partir des années 1950 [1].

La souche *Lister* aurait été isolée au *Vaccine Institute* de Cologne en 1870 chez un soldat prussien atteint de variole. Elle a été utilisée au Royaume-Uni depuis 1892 et développée à l'Institut Lister depuis 1916. Cette souche est parfois appelée souche *Elstree (Lister/Elstree)* du nom de la ville où se trouvait l'Institut. Un stock de lots de semence en a été établi aux Pays-Bas, en collaboration avec l'OMS. Cette souche a été distribuée à Paris, Tokyo, Atlanta et Moscou et à de nombreux fabricants dans le monde (23 l'ont utilisé pendant la période d'éradication).

La souche *New York City Board of Health* (NYCBH) a été introduite aux États-Unis en 1876 à partir de l'Angleterre. Elle a été utilisée dans les Amériques et en Afrique de l'Ouest. C'est la souche qui constitue le vaccin de première génération encore en usage aux États-Unis (Dryvax®).

La souche EM63, dérivée de la souche NYCBH, a été largement utilisée en URSS et en Indes entre 1967 et 1970.

La souche *Temple of Heaven* a été utilisée en Chine.

Les données épidémiologiques ne permettent pas de conclure à la supériorité d'une souche. Des travaux menés dans les années 1970 ont montré des différences de pathogénicité entre les différentes souches, en particulier dans les tests de neurovirulence chez la souris, ceci étant corrélé avec l'incidence des encéphalites post-vaccinales. La souche NYCBH était ainsi considérée comme moins virulente que la souche *Lister* [1].

Vaccins actuellement disponibles en France

Deux vaccins vivants de première génération sont actuellement disponibles en France.

Le vaccin lyophilisé de l'Institut Pourquier est une culture de virus vaccinal souche *Lister* titrant environ 10^8 unités formant *pock* (pfu) par ml. Il est présenté en ampoules de verre contenant le lyophilisat avec des ampoules de solvant permettant de reconstituer 150 et 500 µl de solution vaccinale, selon la présentation. Il correspond environ respectivement à 130 et 420 doses utiles de vaccin en utilisant pour la vaccination l'aiguille bifurquée (dont le volume moyen est de 1 µl).

Le vaccin purifié et stabilisé des laboratoires Aventis Pasteur utilise également la souche *Lister* et au même titre que le précédent. Il est présenté en flacon multidose de 3 ml contenant 0,3 ml, permettant d'effectuer avec l'aiguille bifurquée environ 180 vaccinations. Il se conserve congelé.

La qualité de ces deux vaccins a été vérifiée, que ce soit la stabilité de leur activité ou leurs qualités microbiologiques, en sachant que leurs modalités de production en font des produits non stériles.

Une étude menée en collaboration avec le Centre de Recherche du Service de Santé des Armées de Grenoble, l'Agence Française de Sécurité Sanitaire des Produits de Santé et la Direction Générale de la Santé a permis d'établir chez le singe macaque une équivalence d'efficacité des 2 vaccins disponibles, et de montrer que la multipuncture par aiguille bifurquée, avec 1 µl, est aussi efficace que la vaccination par scarification, qui utilise 10 µl de vaccin.

Le stock actuellement disponible est ainsi évalué en France à 70 millions de doses utiles environ.

L'efficacité de ces vaccins a été prouvée sur le terrain, permettant l'éradication de la variole. Mais les méthodes ayant permis leur production ne sont plus compatibles avec les exigences modernes de fabrication d'un vaccin.

Ces vaccins sont par ailleurs responsables de complications cutanées ou neurologiques rares mais parfois mortelles *(Tableaux I* et *II)*. Des estimations effectuées ont ainsi évalué que le nombre de décès serait de 317 après vaccination anti-variolique de l'ensemble de la population française.

Vaccins de deuxième génération

Ils sont produits à partir de souches vaccinales « historiques », adaptées sur cultures cellulaires. Ils offrent plusieurs avantages, notamment une meilleure qualité microbiologique, la rigueur des contrôles tout au long de leur développement, en application des exigences de bonnes pratiques de fabrication. Cependant, un vaccin produit sur culture cellulaire sera associé aux mêmes risques d'effets secondaires qu'un vaccin de première génération.

En l'absence de maladie naturelle, l'évaluation de l'efficacité d'un vaccin de 2e génération repose sur sa comparaison avec le vaccin historique en terme de taux de prise (la prise vaccinale est en effet corrélée avec l'immunité protectrice contre la variole) et de réponse immunitaire. Cette dernière est évaluée par la

Tableau I

Taux de complications associées à la vaccination rapportées par tranche d'âge (cas/million de vaccinations)

Âge et Nb de vaccinations	Inoculation accidentelle	Vaccine généralisée	Eczéma vaccinal	Vaccine progressive	Encéphalite vaccinale*
Primo-vaccination					
< 1 an	507,0	394,4	14,1	**0**	42,3
1-4 ans	577,3	233,4	44,2	**0,4**	9,5
5-19 ans	371,2	139,7	34,9	**1,8**	8,7
> 20 ans	606,1	212,1	30,3	**6,9**	3,5
Revaccination					
< 1 an	–	–	–	–	–
1-4 ans	109,1	–	–	–	–
5-19 ans	47,7	9,9	2,0	0	0
> 20 ans	25,0	9,1	4,5	6,8	4,5

– : effectif insuffisant pour calculer des taux.
* Inclut les encéphalopathies survenant chez les nourrissons.
Source : Lane *et al.*, *J Infect Dis* 1970 ; 122 : 303-9 et Lane *et al.*, *N Engl J Med* 1969.

Tableau II

Létalité des complications de la vaccination antivariolique

Eczéma vaccinal	6 %
Vaccine progressive	30 à 60 %, moyenne 45 %
Vaccine généralisée	Bon pronostic
Encéphalite vaccinale	9 à 57 %, moyenne 30 %

S&E, p. 303-7.
In : Lévy-Bruhl D, Guérin N. *Utilisation du virus de la variole comme arme biologique. Estimation de l'impact épidémiologique et place de la vaccination.* Saint-Maurice : Institut de Veille Sanitaire (www.invs.sante.fr).

réponse en anticorps neutralisants, et par la réponse cellulaire (activité CTL et production d'IFN-γ).

Plusieurs vaccins de deuxième génération sont actuellement en développement.

La souche de virus utilisée pour le vaccin ACAM 1000 des laboratoires Acambis-Baxter a été développée à partir d'un *pool* de 30 flacons du vaccin original Dryvax, qui contient la souche NYCBH. Un clone viral amplifié sur culture cellulaire MRC-5 a été choisi en raison de sa moindre neurovirulence et d'une immunogénicité équivalente sur modèles animaux par rapport au vaccin Dryvax® [2]. Les vaccins de première génération contiennent en effet de multiples sous-populations de virus, incluant des variants de virulences différentes. Le clonage permet de sélectionner un candidat d'immunogénicité comparable mais de virulence atténuée. Un essai randomisé en double aveugle a été mené aux États-Unis pour évaluer l'innocuité, la tolérance et l'immunogénicité d'ACAM 1000, par rapport au vaccin Dryvax®, chez 60 volontaires non antérieurement vaccinés. Le taux de prise était de 100 % avec le vaccin ACAM 1000 *versus* 97 % avec Dryvax®, le pourcentage de séroconversion était de 100 % avec ACAM 1000 *versus* 97 % avec Dryvax®. Aucun effet secondaire grave n'a été observé [2].

Le vaccin ACAM 2000 correspond au développement industriel du vaccin ACAM 1000, pour répondre à une demande de production de plus de 200 millions de doses. Ce vaccin utilise le même clone que ACAM 1000, mais produit sur des cellules Vero. Un essai ouvert de phase 1 chez 100 adultes non antérieurement vaccinés a permis de montrer un taux de prise vaccinale de 99 % et une séroconversion chez 96 % des vaccinés sans effet secondaire grave. Les essais de phase II sont en cours.

Vis-à-vis de ce vaccin cloné, se pose la question de savoir si le clone reproduit bien la population virale historique en terme notamment d'efficacité de protection.

Aventis Pasteur a développé un vaccin de deuxième génération, en prenant pour point de départ un des lots de vaccins de première génération, préparé avec la souche *Lister*, conservé depuis 1978. La capacité du virus de la vaccine à répliquer très efficacement dans les cellules aviaires a été mise à profit pour appliquer la même technologie de fabrication que celle du vaccin contre la rougeole, la culture sur cellules primaires d'embryon de poulet en flacons roulants. Il a été choisi de ne pas cloner le virus de première génération, pour conserver autant que possible la structure génétique de la population virale. Pour la même raison, le nombre de passages a été tenu au minimum. Des lots de vaccins de deuxième génération ont été soumis à une panoplie d'expériences pour voir comment évoluent les propriétés biologiques du virus de la vaccine au cours des passages. Il en ressort notamment que la neurovirulence sur souris n'est pas notablement différente, et surtout, que l'aspect et la cinétique des lésions de prise chez le singe sont semblables.

Le développement de ce vaccin suit son cours, avec la préparation d'essais cliniques.

Le laboratoire Bavarian Nordic développe également un vaccin de 2e génération, utilisant la souche *Lister* cultivée sur cellules fibroblastiques embryonnaires de poulet (CEF).

Vaccins de troisième génération

Leur qualité principale est l'innocuité, de façon à éviter les complications des vaccins classiques, et pouvoir ainsi être administrés à des sujets présentant des contre-indications aux vaccins précédents (immunodéprimés, femmes enceintes notamment).

Ces vaccins font appel à des virus de la vaccine atténués, non réplicatifs dans les cellules humaines, mais ayant conservé leur pouvoir immunogène.

La souche MVA *(Modified Vaccinia Ankara)* a été atténuée par plus de 500 passages sur CEF de la souche Ankara, utilisée dans le vaccin turc contre la variole [3]. Elle est délétée d'une vingtaine de gènes, et d'autres sont incomplets ou modifiés par mutation ponctuelle. Elle ne se multiplie pas dans la plupart des lignées de cellules de mammifères, et elle n'est pas pathogène pour des animaux immunodéprimés. Cette souche MVA est par ailleurs utilisée comme vecteur d'expression en vaccinologie ou en thérapie génique.

Le vaccin MVA a été utilisé en Allemagne chez plus de 120 000 personnes lors de la campagne d'éradication de la variole, en pré-vaccination avec les souches traditionnelles, en vue de réduire les effets secondaires. Après la vaccination par scarification, on n'observe pas de formation de pustules, ni d'autres réactions locales. Il a été préconisé d'inoculer ce vaccin par voie sous-cutanée ou même intramusculaire.

Une collaboration entre les laboratoires Acambis-Baxter et Bavarian Nordic va assurer le développement et la production de vaccins utilisant cette souche MVA. Un essai clinique de phase I/II est actuellement en cours aux États-Unis.

La souche LC16m8 est également une souche atténuée, produite par passage à basse température sur cellules de rein de lapin [3]. Cette souche, développée au Japon en 1980, a été testée dans un essai de terrain chez 50 000 écoliers japonais. Le vaccin induit une prise chez plus de 95 % des receveurs, donne lieu à une réaction locale au site d'inoculation semblable aux souches « historiques », et produit une réponse immunitaire satisfaisante en anticorps neutralisants. Il est responsable de moins d'effets secondaires que les autres souches.

L'effet protecteur direct de ces deux souches n'a cependant pas été évalué sur le terrain dans une situation épidémique, puisque les deux pays concernés n'étaient pas exposés à la variole.

D'autres souches atténuées sont construites par manipulation ciblée du génome.

Sur les 200 gènes environ du virus de la vaccine, 50 ou plus ne sont pas indispensables à la réplication de ce virus en culture *in vitro*. La délétion de quelques-uns de ces gènes réduit le pouvoir pathogène du virus, qui conserve cependant un pouvoir immunogène protecteur sur modèle animal. Une souche fortement atténuée du virus de la vaccine, la souche NYVAC, dérive de la souche Copenhagen par délétion ciblée de 18 gènes [3], dont certains jouent un rôle dans le pouvoir pathogène (thymidine kinase et ribonucléotide réductase) ou le spectre d'hôte (K1L, C7L). Cette souche ne se multiplie pas sur cellules humaines, mais elle se multiplie sur cellules d'embryon de poulet ou sur cellules Vero [4]. Elle est très atténuée, elle n'entraîne ni induration ni ulcération au site d'inoculation sur peau de lapin, le virus vaccinal est rapidement éliminé du site d'inoculation intradermique, sa neurovirulence est très réduite après inoculation intracérébrale au souriceau. La souche NYVAC, développée en tant que vecteur d'antigènes étrangers, garde sa capacité à induire de fortes réponses immunes.

Une autre approche, pour créer un virus vaccinal non réplicatif, est de le déléter d'un seul gène essentiel à la réplication virale. C'est le cas du gène *D4R*, codant pour l'uracile ADN glycosylase. Ce virus délété se multiplie uniquement sur une lignée cellulaire de complémentation, transfectée par le gène *D4R*, produisant la protéine virale [5]. Le virus est dépourvu de pouvoir pathogène chez la souris et présente des propriétés analogues à la souche MVA pour son pouvoir immunogène.

Ces vaccins de troisième génération ont plusieurs avantages. Ils entraînent peu, voire pas, de complications, et seraient utilisables chez l'immunodéprimé (en particulier VIH) et chez les personnes souffrant de maladie de peau. Mais ils ont l'inconvénient que leur usage comme vaccin variolique condamnerait leur utilisation en tant que vecteurs d'antigènes étrangers, vaccinaux notamment. Plusieurs questions restent actuellement sans réponse. Quelle souche utiliser ? Quelle est l'importance de la réponse immunitaire induite par ces souches ? Faudra-t-il augmenter le dosage des vaccins pour compenser l'absence de réplication ? Quelles seront les modalités de la vaccination (voie d'inoculation, nombre d'injections) ?

L'évaluation de leur efficacité est complexe. Il n'y a en effet pas de modèle expérimental animal bien établi de la variole. Le modèle primate d'infection avec le virus de la variole humaine nécessite des inoculums élevés et entraîne une infection accélérée non superposable à la variole humaine. Un modèle utilisant le virus de la variole du singe *(monkeypox)* chez le primate pourrait servir de base à l'appréciation de l'efficacité. Encore faudra-t-il prouver que les modèles animaux utilisant un challenge orthopox non variole sont pertinents en terme d'efficacité pour un vaccin anti-variolique chez l'homme.

Une dernière approche des vaccins de troisième génération est celle des vaccins à ADN, qui n'en sont qu'au stade de la recherche.

Deux formes infectieuses majeures du virus de la vaccine ont été décrites, le virion intracellulaire mature (VIM), et le virion extracellulaire enveloppé (VEE). Les VIM jouent un rôle important dans la transmission du virus d'organisme à organisme, tandis que les VEE jouent un rôle dans la dissémination à l'intérieur de l'organisme. Des souris vaccinées avec des mélanges d'ADN codant pour L1R et A33R (protéines du VIM et du VEE respectivement) sont protégées contre une épreuve létale avec le virus de la vaccine. Après une vaccination par de l'ADN codant pour quatre protéines virales : L1R, A33R, A27L (protéine du VIM) et B5R (protéine du VEE), les souris sont complètement protégées. Des singes macaques vaccinés avec cet ADN codant pour ces quatre protéines développent des réponses anticorps appropriées pour chaque protéine. Les réponses anticorps induites par ces vaccins ont une réactivité croisée avec des protéines orthologues du *monkeypox* [6]. Un vaccin ADN de ce type pourrait être un candidat pour la protection contre les orthopoxvirus, notamment le *monkeypox* et la variole.

Conclusion

La demande de nombreux pays a été couverte par les stocks de vaccins de première génération. Les vaccins de troisième génération vont demander du temps, des ressources, et l'ajustement de nos connaissances sur les mécanismes de la protection. Les vaccins de deuxième génération représentent un relais, fiable et pharmaceutiquement moderne.

RÉFÉRENCES BIBLIOGRAPHIQUES

1. Fenner F, Henderson DA, Arita I, Jesek Z, Ladny ID. Smallpox vaccine and vaccination in the intensified smallpox eradication programme. In : *Smallpox and its eradication*. Geneva : World Health Organization, 1988.
2. Weltzin R, Liu J, Pugachev KV, *et al.* Clonal vaccinia virus grown in cell culture as a new smallpox vaccine. *Nat Med* 2003 ; 9 (9) : 1125-30.
3. Henderson DA, Moss B. Smallpox and vaccinia. In : Plotkin SA, Orenstein WA, eds. *Vaccines*. Philadelphia : Saunders, 1999 : 74-98.
4. Tartaglia J, Perkus ME, Taylor J, *et al.* NYVAC : a highly attenuated strain of vaccinia virus. *Virology* 1992 ; 188 (1) : 217-32.
5. Ober BT, Brülh P, Schmidt M, *et al.* Immunogenicity and safety of defective vaccinia virus Lister : comparison with modified vaccinia virus Ankara. *J Virol* 2002 ; 76 (15) : 7713-23.
6. Hooper JW, Custer DM, Thompson E. Four-gene-combination DNA vaccine protects mice against a lethal vaccinia virus challenge and elicits appropriate antibody responses in nonhuman primates. *Virology* 2003 ; 306 (1) : 181-95.

Variole : stratégies vaccinales en France

Daniel LÉVY-BRUHL, Nicole GUÉRIN

Département des Maladies infectieuses, Institut de Veille Sanitaire, 12, rue du Val-d'Osne, 94415 Saint-Maurice Cedex, France

L'éradication mondiale de la variole a été prononcée par l'Organisation Mondiale de la Santé en 1980 et depuis lors aucun cas nouveau n'a été enregistré. Tous les pays du monde ont abandonné, au plus tard au début des années 1980, la vaccination anti-variolique. La possibilité que du matériel viral ait pu être extrait d'un des deux laboratoires au monde autorisés à conserver des stocks de virus de la variole a renforcé, dans le contexte des événements actuels, l'inquiétude quant à la possibilité de l'utilisation du virus de la variole comme arme biologique.

Plusieurs pays, dont la France ont conservé des stocks de vaccins anti-varioliques et une capacité de production du vaccin traditionnel. Dans le cadre de l'élaboration d'un plan de lutte contre le bio-terrorisme, le Ministère de la Santé a demandé à l'InVS début octobre 2001 de lui rendre un avis sur la pertinence de différents scénarios de vaccination en fonction de la gravité de la menace d'une action malveillante, prenant en compte le risque épidémique et les effets secondaires du vaccin. Cette analyse a été présentée au Comité Technique des Vaccinations puis au Conseil Supérieur d'Hygiène Publique de France, respectivement fin octobre et début novembre 2001. Elle a constitué la base des stratégies vaccinales retenues dans le Plan national de réponse à une menace de variole diffusé début 2003 par le ministère de la Santé. Nous présentons dans cet article les principales conclusions de l'analyse initiale effectuée par l'InVS, ainsi que les modifications qui y ont été apportées dans le cadre du Plan national de réponse à une menace de variole.

Principales conclusions de l'analyse effectuée en 2001 par l'InVS

L'analyse a comporté trois étapes préalables : l'identification des stratégies vaccinales envisageables, la définition de différents niveaux de risque et l'estimation du nombre et de la sévérité des effets secondaires du vaccin liés aux différentes stratégies de vaccination.

Les différentes stratégies vaccinales ont été identifiées sur la base des données concernant la transmission de la maladie et à partir de l'estimation de l'impact épidémiologique qu'aurait l'introduction en France du virus de la variole. L'existence éventuelle d'autres stratégies de lutte contre la maladie a été prise en compte.

Transmission de la maladie et implications en terme de mesures de contrôle

Avant l'ère de la vaccination, le virus était ubiquitaire et sa contagiosité était suffisante pour en faire une maladie quasi obligatoire. Dans sa forme majeure, la variole était une maladie éruptive grave qui pouvait tuer jusqu'à 30 % voire plus des malades non vaccinés. La létalité était surtout importante aux âges extrêmes de la vie.

La variole se transmet essentiellement de personne à personne par contact direct, à partir de gouttelettes émises depuis le rhinopharynx des malades, la contamination à partir des lésions cutanées jouant un rôle accessoire.

La transmissibilité de la variole est importante mais moindre que pour d'autres maladies infectieuses aiguës telles que la rougeole. Dans une population de densité moyenne, entièrement susceptible, le nombre de cas secondaires induits par un cas de variole était estimé autour de 5, alors qu'il est estimé à 16 pour la rougeole. Cette transmissibilité modérée est confirmée par le fait que la transmission de la maladie se faisait essentiellement dans l'entourage proche du malade (contacts familiaux, proches ayant rendu visite au malade, personnel soignant) [1]. Elle est due au fait que la transmission du virus variolique ne survient qu'exceptionnellement avant la phase de l'éruption, qui débute en moyenne 2 semaines après la contamination. À ce stade, les sujets sont le plus souvent alités en raison d'un état général altéré et d'une fièvre élevée, limitant considérablement le nombre de leurs contacts.

Le nombre de cas secondaires peut être encore réduit par la mise en œuvre de mesures de contrôle autour d'un cas. Un diagnostic précoce, facilité par la spécificité des signes cliniques de la maladie (lésions enchâssées dans le derme, éruption centrifuge en une seule poussée...) conduisant à l'isolement rapide et strict du malade permet de limiter le nombre de sujets contacts contaminés. De plus, la vaccination de ces contacts, si elle survient dans les 3 à 4 jours suivant l'exposition, prévient la maladie ou en atténue la sévérité. Enfin, la surveillance médicale de ces contacts permet de détecter très précocement l'apparition de la maladie en cas d'échec vaccinal. Ces caractéristiques expliquent qu'il a été possible grâce à la recherche active et l'isolement des cas, associés à la vaccination centrée autour des cas, d'éliminer la maladie dans des régions de forte densité de population. Dans ces régions, le niveau d'immunité vaccinale dans la population générale qui aurait été nécessaire pour permettre à lui seul l'élimination, proche de 100 % pour les régions les plus peuplées, aurait été impossible à atteindre en pratique [2].

Estimation de l'impact épidémiologique d'une exposition au virus de la variole

L'ampleur d'une épidémie provoquée par une source de virus de la variole résultant d'une action terroriste en France est difficile à préciser. Elle dépend en particulier du nombre de personnes contaminées par la source initiale et de différents facteurs intervenant dans la dynamique de la transmission virale, tels que la proportion de la population susceptible, le contexte socio-démographique local et la nature et la rapidité de la mise en œuvre de mesures de contrôle.

Il est probable que la grande majorité de la population française est actuellement susceptible à la maladie. La vaccination préventive a été obligatoire en France de 1901 à 1978 en primo-vaccination au cours des 2 premières années de vie, et les rappels recommandés dans la 11e et 21e années jusqu'en 1984.

Les personnes vaccinées avant 1984 ont vraisemblablement conservé un certain degré de protection qui atténuerait la sévérité de la maladie. Cependant, ces varioles moins sévères contribueraient à la transmission. Les personnes âgées de plus de 40 ans, à condition d'avoir reçu les 3 vaccinations préconisées à 1, 10 et 20 ans, pourraient encore bénéficier, dans une proportion inconnue, d'une protection complète.

En cas de contamination initiale importante et inopinée dans une zone urbaine, la conjonction d'une densité de population importante et d'un niveau de susceptibilité initialement élevé pourrait induire un nombre élevé de cas secondaires, pouvant atteindre 10 à 20, dans les premières générations de cas, provoquant une épidémie s'étendant sur plusieurs générations de cas [1, 3]. Cependant, si le diagnostic de variole était posé très rapidement, le nombre de malades pourrait rester limité à condition d'une mise en œuvre immédiate des stratégies de réponse de type isolement des cas associée à la vaccination et au suivi médical des contacts.

Fréquence et gravité des effets secondaires de la vaccination

L'estimation du nombre de décès et de séquelles graves induits par une large activité de vaccination a été effectuée à partir des données de population du recensement de 1999 (source INSEE) et de l'estimation des antécédents vaccinaux de la population française à partir des statistiques de l'INSERM [4]. Les taux de complications proviennent des deux études américaines effectuées en 1968, une étude nationale et une étude effectuée dans 10 États [5, 6]. Le protocole de l'étude effectuée dans les 10 États était plus rigoureux et les estimations fournies par cette étude sont considérées comme les plus fiables. Nous avons utilisé les données de cette dernière étude, sauf lorsque le nombre de sujets était trop faible pour estimer l'incidence d'événements indésirables très rares comme la vaccine progressive et les encéphalites vaccinales. Nous avons alors utilisé les données de l'étude nationale. Elles figurent en gras dans le *Tableau I*.

Tableau I

Taux de complications associées à la vaccination variolique rapportées par tranche d'âge (cas/million de vaccinations)

Âge et nombre de vaccinations	**Inoculation accidentelle**	**Vaccine généralisée**	**Eczéma vaccinal**	**Vaccine progressive**	**Encéphalite vaccinale***
Primo-vaccination					
< 1 an	507,0	394,4	14,1	**0**	42,3
1-4 ans	577,3	233,4	44,2	**0,4**	9,5
5-19 ans	371,2	139,7	34,9	**1,8**	8,7
> 20 ans	606,1	212,1	30,3	**6,9**	**3,5**
Revaccination					
< 1 an	–	–	–	–	–
1-4 ans	109,1	–	–	–	–
5-19	47,7	9,9	2,0	0	0
> 20 ans	25,0	9,1	4,5	6,8	4,5

– : effectif insuffisant pour calculer des taux.
* Inclut les encéphalopathies survenant chez les nourrissons.

Les données de létalité des effets secondaires utilisées, provenant d'une analyse de la littérature, figurent dans le *Tableau II* [2, 7].

Tableau II

Létalité des complications de la vaccination antivariolique

Eczéma vaccinal	6 %
Vaccine progressive	30 à 60 %, moyenne 45 %
Vaccine généralisée	Bon pronostic
Encéphalite vaccinale	9 à 57 %, moyenne 30 %

Le taux de séquelles neurologiques permanentes chez les sujets ayant survécu à une encéphalite post-vaccinale est estimé à 25 %.

Identification des différentes stratégies vaccinales

Quatre stratégies possibles de vaccination ont été identifiées.

Stratégie 1 : vaccination ou revaccination de l'ensemble de la population française

Nous avons considéré, dans cette stratégie, que l'ensemble de la population devrait être vaccinée, les données disponibles concernant la persistance de la protection au-delà de 20 ans ne permettant pas de garantir une protection même chez les sujets ayant été revaccinés 2 fois.

Stratégie 2 : vaccination des groupes à risque (personnel de soins, de secours et apparentés)

Une seconde stratégie de vaccination préventive pourrait consister à identifier des populations à risque particulier de contamination, en cas de reprise de la circulation du virus de la variole. Le personnel de soins constitue une catégorie de la population qui serait particulièrement exposée. Lors des 2 dernières épidémies françaises survenues en 1952 à Marseille et 1955 en Bretagne, respectivement 15 sur 42 malades et 18 sur 74 malades étaient des membres du personnel hospitalier [8]. Plusieurs options de vaccination du personnel de santé peuvent être envisagées.

– **Option 1**. La stratégie vaccinale pourrait inclure l'ensemble de cette population, à savoir le personnel de santé susceptible d'être au contact des cas ou de matériel contaminé : médecins libéraux et hospitaliers, autres personnels hospitaliers de soins, personnels de laboratoires, personnel de lingerie et mortuaire hospitalier, personnel de secours tels que les ambulanciers ainsi que les professionnels de santé publique impliqués dans la lutte contre les maladies infectieuses.

Des options de vaccination ciblées sur des sous-groupes à plus haut risque peuvent être également considérées.

– **Option 2**. Vaccination d'équipes dédiées à la prise en charge des cas dans un nombre limité de structures hospitalières (un centre hospitalier par département, en privilégiant les CHU et CHR), incluant le personnel de laboratoire et mortuaire.

– **Option 3**. Vaccination de l'ensemble des personnels de soins de première ligne amenés à être au contact des premiers cas suspects, avant que la confirmation du diagnostic ait pu être faite : médecins généralistes, pédiatres, personnel des urgences hospitalières...

Dans le cadre de la situation 4, deux stratégies additionnelles ont été considérées.

Stratégie 3 : vaccination des sujets contact d'un cas

Stratégie 4 : vaccination régionale autour des cas

Définition des niveaux de risque

Plusieurs situations, en fonction du caractère plausible de la menace d'une épidémie de variole en France, ont été considérées.

Situation 1 (correspondant à la situation à la mi-octobre 2001)

Une menace potentielle existe mais aucune information n'existe sur la possession de virus par des groupes terroristes.

Situation 2

Il existe des informations ou des faits rendant plausible une action terroriste utilisant le virus de la variole.

Situation 3

Au moins un cas confirmé a été diagnostiqué en dehors du territoire national.

Situation 4

Au moins un cas confirmé a été diagnostiqué sur le territoire national.

Estimation du nombre d'effets secondaires graves et de décès liés à la vaccination

Vaccination/revaccination de l'ensemble de la population française

Les *Tableaux III* et *IV* fournissent les estimations du nombre d'effets secondaires graves et de décès qu'induirait l'administration d'une dose de vaccin à l'ensemble de la population.

La vaccination/revaccination de l'ensemble de la population française induirait environ 315 décès. Par ailleurs, le nombre de séquelles post-encéphalites serait de 89.

Vaccination/revaccination de l'ensemble des personnels de soins, de secours et apparentés (stratégie 2, option 1)

Une estimation du nombre d'effets secondaires graves et de décès liés à la vaccination du personnel de santé et de secours aboutit selon les hypothèses considérées pour l'effectif des sujets à vacciner et pour leur couverture vaccinale actuelle à une estimation de 6 à 8 décès.

Analyse des différentes situations

Situation 1 (correspondant à la situation à la mi-octobre 2001) : une menace potentielle existe mais aucune information n'existe sur la possession de virus par des groupes terroristes

Il paraît inapproprié de proposer la vaccination ou la revaccination du personnel de soins (stratégie 2, option 1) et à plus forte raison de l'ensemble de la population française (stratégie 1), tant que le risque réel de complications graves

Tableau III

Effets indésirables attendus de la vaccination anti-variolique dans la population générale

Nombre de vaccinations			Inoculation accidentelle		Vaccine généralisée		Eczéma vaccinal		Vaccine progressive		Encéphalite vaccinale	
		CV (%)*	Primo	Revac	Primo	Revac	Primo	Revac	Primo	Revac	Primo	Revac
< 1 an	760 000	0	385	–	300		11	–	0	–	32	–
1-4 ans	2 977 543	0	1 719	–	695		132	–	1	–	28	–
5-19 ans	11 842 842	0	4 396	–	1 658		414	–	21	–	103	–
20-22 ans	2 296 346	0	1 392	–	487		70	–	16	–	8	–
23-29 ans	5 838 621	50	1 769	73	619	27	88	13	20	20	10	13
30-34 ans	4 382 967	65	930	71	325	26	46	13	11	19	5	13
35 ans et +	32 718 106	90	1 983	736	694	268	99	133	23	200	11	133
Total	**60 816 425**		**12 574**	880	**4 778**	320	**860**	158	**92**	239	**199**	158

* CV : couverture vaccinale pour la primo-vaccination ; Revac : revaccination.

Tableau IV

Nombre de décès attendus après vaccination antivariolique dans la population générale

		Inoculation accidentelle	Vaccine généralisée	Eczéma vaccinal	Vaccine progressive	Encéphalite vaccinale
Nombre de décès	Primo	0	0	52	41	60
	Revac	0	0	10	108	48
Total	**317**	**0**	**0**	**61**	**149**	**107**

de la vaccination ne peut être mis en balance avec le risque théorique d'exposition au virus de la variole.

La priorité, à ce stade, réside dans la planification des modalités de mise en œuvre éventuelle de la vaccination et des mesures de contrôle autour d'un cas que nécessiterait un renforcement de la menace ou sa concrétisation (situation 2 ou au-delà). Dans ce cadre, une sensibilisation du corps médical et des acteurs de santé publique sur les caractéristiques de la maladie et les mesures à prendre devant un cas suspect ou confirmé de variole serait utile.

Situation 2 : il existe des informations ou des faits rendant plausible une action terroriste utilisant le virus de la variole

Les stratégies de vaccination de l'ensemble de la population (stratégie 1) ainsi que de l'ensemble du personnel de soins (stratégie 2, option 1) resteraient inappropriées, même dans l'hypothèse où une quantité suffisante de vaccin serait disponible. Elle exposerait de façon disproportionnée les sujets vaccinés à un risque de complications vaccinales sévères, en l'absence de possibilité de définir géographiquement la population susceptible d'être affectée par une action terroriste.

Une stratégie à privilégier pourrait consister en la vaccination sélective, dans les principaux centres hospitaliers, d'équipes hospitalières qui pourraient prendre en charge les éventuels premiers cas suspects ou confirmés de variole (option 2). Ces équipes pourraient également jouer le rôle de référents impliqués dans la sensibilisation de l'ensemble du personnel de soins et seraient susceptibles de fournir une expertise clinique en cas de besoin.

Situation 3 : un ou plusieurs cas de variole ont été confirmés en dehors du territoire national

Il paraît souhaitable dans cette situation d'étendre la stratégie de vaccination préventive, au-delà des équipes hospitalières dédiées, à l'ensemble des praticiens et des personnels de soins de première ligne susceptibles d'avoir à examiner ou d'être en contact avec des patients atteints de variole, avant que le diagnostic ait pu être confirmé (médecins généralistes, pédiatres, personnel des urgences...) (stratégie 2, option 2 + 3). Dans cette situation, la priorité devra être donnée à la planification rigoureuse des modalités de mise en œuvre des stratégies de réponse autour des cas, afin qu'elles puissent être appliquées sans retard en cas de passage en situation 4. Des modalités de détection et d'isolement à l'entrée du territoire national des cas suspects de variole devront être mises en œuvre.

Situation 4 : un ou plusieurs cas de variole ont été confirmés sur le territoire national

La stratégie vaccinale dépendra de la spécificité de la situation, et en particulier des informations disponibles sur l'appréciation du nombre de sujets exposés à la source de contamination et des stocks de vaccins disponibles. Cependant, quelques points méritent d'être soulignés.

• Les personnes ayant des antécédents même anciens de vaccination devraient, dans l'attente de la disponibilité du vaccin, être affectées en priorité à la prise en charge des patients.

• Il est vraisemblable qu'un acte de malveillance ciblerait initialement des populations urbaines. Le niveau de couverture vaccinale nécessaire à la prévention de la circulation virale dans le cadre d'une vaccination de masse serait alors très élevé et ne pourrait être atteint rapidement.

• Les mesures autour des cas suspects et confirmés auront un impact sur la dynamique de l'épidémie beaucoup plus marqué et constitueront une véritable urgence de santé publique. Il s'agit essentiellement de l'isolement strict des cas suspects ou confirmés, si possible en chambre à pression négative et de la vaccination et du suivi de la température corporelle de toutes les personnes ayant eu des contacts face-à-face rapprochés avec les cas depuis l'apparition de l'éruption, voire, par précaution, depuis l'apparition de la fièvre (stratégie 3). Cette stratégie, appelée stratégie de vaccination en anneau, constitue la plus efficace et la plus efficiente des différentes stratégies vaccinales envisagées, à condition d'être mise en œuvre très rapidement. Ces conclusions, basées essentiellement sur l'expérience accumulée lors du programme renforcé d'éradication de la variole, sont en accord avec les recommandations faites fin 2001 par l'OMS et les *Centers for Diseases Control* américains [9].

• Une stratégie de vaccination du personnel de soins et des professions apparentées devrait également être mise en œuvre le plus rapidement possible. Selon la disponibilité des doses de vaccins, le nombre de cas index, la dispersion géographique de ces cas, les décisions des autorités de santé publique de mobiliser une proportion plus ou moins importante du corps médical dans la lutte contre l'épidémie, cette vaccination pourrait intéresser ou non l'ensemble des professions concernées (stratégie 2, option 1) ou consister en la vaccination des équipes dédiées, associée à la vaccination de l'ensemble des personnels de soins de première ligne (stratégie 2, option 2 + 3).

• La stratégie de vaccination élargie à une région géographique au sein de laquelle des cas ont été confirmés peut être envisagée, sous réserve, d'une part, de la disponibilité ultérieure de vaccins en quantité suffisante pour la mise en œuvre des vaccinations des sujets contact d'éventuels futurs cas survenant dans d'autres régions, et, d'autre part, d'un contexte épidémiologique en faveur d'une circulation locale importante du virus (stratégie 4).

• Ce n'est que si l'épidémie apparaissait ne pas pouvoir être rapidement contenue, que si suffisamment de doses de vaccin étaient disponibles, que toutes les questions logistiques, financières, juridiques et éthiques liées à la vaccination aient été réglées, qu'une stratégie de vaccination de masse devrait être envisagée, sur la base d'une analyse bénéfice-risque actualisée (stratégie 1).

Le *Tableau V* résume les différentes stratégies préconisées en fonction de l'appréciation du risque d'action terroriste.

Limites des estimations

Nos estimations de l'incidence des effets secondaires sont à considérer avec prudence de par l'hétérogénéité des données disponibles dans la littérature concernant la fréquence des complications post-vaccinales, reflet de méthodologies

Tableau V

Stratégies préconisées en fonction de l'appréciation du risque d'action terroriste

Situation 1 : **menace potentielle**	
Stratégie 1 : vaccination, revaccination de l'ensemble de la population	Balance bénéfice/risque très en défaveur de la vaccination
Stratégie 2-1 : vaccination des personnels de santé et de secours	Balance bénéfice/risque en défaveur de la vaccination
Situation 2 : **menace plausible**	
Stratégie 1 : vaccination, revaccination de l'ensemble de la population	Balance bénéfice/risque très en défaveur de la vaccination
Stratégie 2-1 : vaccination des personnels de santé et de secours	Balance bénéfice/risque en défaveur de la vaccination
Stratégie 2-2 : vaccination sélective d'équipes hospitalières dédiées	Stratégie à considérer
Situation 3 : **≥ 1 cas confirmé en dehors du territoire national**	
Stratégie 1 : vaccination, revaccination de l'ensemble de la population	Balance bénéfice/risque très en défaveur de la vaccination
Stratégie 2-1 : vaccination des personnels de santé et de secours	Balance bénéfice/risque en défaveur de la vaccination
Stratégie 2-2 : vaccination sélective d'équipes hospitalières dédiées	À considérer
Stratégie 2-3 : vaccination des praticiens de première ligne	À considérer
Situation 4 : **au moins un cas confirmé en France**	
Stratégie 1 : vaccination, revaccination de l'ensemble de la population	À envisager si la disponibilité en vaccins le permet, si l'épidémie n'est pas contenue, qu'il existe un risque d'extension nationale, en fonction d'une analyse bénéfice/risque actualisée
Stratégie 2-1 : vaccination des personnels de santé et de secours Stratégie 2-2 + 2.3 : vaccination sélective d'équipes hospitalières dédiées + vaccination des praticiens de première ligne	Choix en fonction de la disponibilité du vaccin, de l'étendue de l'épidémie, de la mobilisation de ces corps par les autorités
Stratégie 3 : vaccination des contacts	IMPÉRATIVE
Stratégie 4 : vaccination régionale	En fonction de la disponibilité du vaccin et de l'extension locale de l'épidémie

différentes et de qualités diverses des études. Cependant, nos estimations, basées essentiellement sur une étude dont le protocole permettait une bonne exhaustivité de la recherche des cas, constituent vraisemblablement des ordres de grandeur acceptables. La létalité pour la primo-vaccination de 6 par millions de vaccinés est comparable à celle estimée en France par Martin-Bouyer *et al.* (5,8 décès par million de vaccinés) pour la période 1968 à 1977 sur plus de 4 millions de primo-vaccinations [10]. Les données de l'ensemble des études peuvent avoir surestimé la fréquence des effets secondaires, en l'absence de possibilité d'exclure les événements morbides survenus dans les suites d'une vaccination par simple association temporelle.

Stratégies vaccinales retenues dans le cadre du plan national de réponse à une menace de variole

Le plan reprend pour l'essentiel les recommandations de l'InVS. Y figurent en particulier :

- l'accent, en cas de survenue de cas de variole, sur la stratégie de confinement des cas et de vaccination en anneau autour de chaque cas ;
- la limitation de l'indication de la vaccination de masse à une situation de survenue de nombreux cas de variole sur le territoire national, s'il s'avérait impossible de contrôler l'épidémie par une vaccination en anneau et le confinement. La mise en œuvre d'une telle stratégie ne serait pas limitée par des problèmes de disponibilité de vaccins, les stocks actuels étant suffisants pour la vaccination de l'ensemble de la population résidant en France ;
- la mise en œuvre d'une stratégie de vaccination graduée en fonction du niveau de la menace, de certaines populations les plus à risque, de par leur implication dans la prise en charge des cas et le contrôle de l'épidémie ;
- la constitution, dans chacune des 7 zones de défense, d'équipes hospitalières dédiées, constituées de personnel médical, para-médical et de personnel impliqué dans le transport des malades.

La principale modification par rapport aux recommandations de l'InVS réside dans la vaccination d'une équipe nationale d'intervention multidisciplinaire composée d'environ 150 personnes appartenant au secteur médical et de personnels non médicaux (policiers, gendarmes, magistrats...), sans attendre le passage au niveau de menace plausible (situation 2). Cette équipe serait destinée à mener les actions nécessitées par les tous premiers cas, avant que les équipes zonales dédiées aient pu être vaccinées. Il s'agit par exemple de la prise charge médicale des cas, des investigations judiciaires, de la mise en place de mesures de sécurité et de confinement et de la vaccination des sujets-contacts. En ce qui concerne le personnel médical, cette équipe est essentiellement constituée des personnels de l'équipe dédiée de la zone Paris-Île-de-France auxquels ont été adjoints environ 5 médecins infectiologues provenant de chacune des autres zones de défense, sorte de bras déconcentré de l'équipe nationale.

La constitution des équipes zonales est en cours. Elle est basée sur le volontariat et afin de minimiser le risque d'effets secondaires, si ces équipes venaient à être vaccinées, l'existence d'au moins un antécédent de vaccination anti-variolique est requis. La vaccination de la composante santé de l'équipe nationale dédiée a débuté en février 2003. Les principales difficultés résident dans la proportion élevée de contre-indications. En effet, dans un contexte où le risque d'exposition au virus de la variole reste purement spéculatif, une application très stricte des contre-indications vaccinales a été retenue. Le *Tableau VI* décrit la liste de ces contre-indications. Cette liste sera réduite, en cas de circulation du virus de la variole, et la liste des contre-indications à retenir au niveau individuel

Tableau VI

Contre-indications au vaccin antivariolique dans le cadre de la vaccination de l'équipe nationale dédiée

Contre-indications absolues
Affections cutanées – Eczéma ou dermatite atopique en évolution/antécédent d'eczéma ou dermatite atopique < 1 an – Toxidermie grave (maladie de Lyell, syndrome de Stevens-Johnson) / allergie connue à un des composants du vaccin utilisé en France (vert brillant, phénol, érythromycine) – Psoriasis étendu en poussée/antécédent de psoriasis étendu quelle qu'en soit l'ancienneté *Déficits immunitaires congénitaux ou acquis/maladies du système immunitaire* – Sujets séropositifs pour le VIH/patients atteints de SIDA dont le taux de CD4 est inférieur à 300 – Agammaglobulinémie, hypogammaglobulinémie, autres déficits immunitaires non iatrogènes – Granulomatose septique chronique – Maladie de Hodgkin évolutive ou antécédent *Affections malignes évolutives* *Traitements susceptibles d'avoir un effet immunosuppresseur* – Corticothérapie par voie systémique (orale ou parentérale), à dose élevée – Anti-néoplasiques (agents alkylants, anti-métabolites, alcaloïdes, antibiotiques cytotoxiques...) – Immunomodulateurs (ciclosporine, tacrolimus, mycophénolate...) – Transplantation d'organes – Transplantation médullaire datant de moins d'un an ou réaction du greffon contre l'hôte
Contre-indications relatives
Autres affections cutanées – Dermatoses érythémato-squameuses disséminées (érythrodermie) – Antécédent d'eczéma ou de dermatite atopique datant de plus d'un an – Autres dermatoses potentiellement érythrodermiques en poussée – Contre-indications temporaires de la vaccination = contre-indications retenues jusqu'à résolution de l'affection cutanée puis vaccination en dehors de la zone lésée *Autres contre-indications relatives* – Sujets séropositifs pour le VIH/patients atteints de SIDA avec un taux de CD4 supérieur à 300 – Maladies auto-immunes – Maladies du système nerveux central neurovégétatives, infectieuses ou tumorales évolutives – Femme enceinte (risque dans les 4 semaines qui suivent la vaccination) – Enfants de moins d'un an – Maladie infectieuse aiguë en cours

Source : adapté du Plan national de réponse à une menace de variole, janvier 2003

diminuera d'autant plus que le risque de contamination sera élevé. À l'extrême, pour les sujets fortement exposés à un cas avéré de variole, seul le cas particulier d'un sujet infecté par le VIH souffrant d'une immunodépression sévère (CD4 < 300/mm^3) a été retenu comme contre-indication à la vaccination.

Enfin, une session de formation des formateurs à la vaccination anti-variolique s'est tenue en février 2003. Les participants provenaient de toutes les zones de défense. Elle a comporté une partie théorique portant sur la variole et son épidémiologie ainsi que les vaccins et la stratégie vaccinale nationale. Elle a également inclus des ateliers pratiques traitant de la mise en place de séances de vaccination destinées à mettre en œuvre, dans un contexte d'urgence, une vaccination de masse.

Ce document est inspiré de l'article : Lévy-Bruhl D, Guérin N. Utilisation du virus de la variole comme arme biologique, place de la vaccination en France. Euro Surveill *2001 ; 6 (11) : 171-8.*

RÉFÉRENCES BIBLIOGRAPHIQUES

1. Henderson DA, Inglesby TV, Bartlett JG, *et al.* Smallpox as a biologic weapon. Medical and public health management. *JAMA* 1999 ; 281 : 2127-37.
2. Fenner F, Henderson DA, Arita I, Jezek Z, Ladnyi ID. *Smallpox and its eradication.* Geneva : World Health Organisation, 1988.
3. Meltzer MI, Damon I, LeDuc JW, Millar JD. Modeling potential responses to smallpox as a bioterrorist weapon. *Emerg Infect Dis* 2001 ; 7 : 6.
4. Martin-Bouyer G, Devaux JP, Veiga-Pires H. La vaccination antivariolique en France, année 1967. *Bull Inserm* 1970 ; 25 : 817-30.
5. Lane JM, Ruben FL, Neff JM, Millar JD. Complications of smallpox vaccination 1968 : results of ten statewide surveys. *J Infect Dis* 1970 ; 122 : 303-9.
6. Lane JM, Ruben FL, Neff JM, Millar JD. Complications of smallpox vaccination 1968. National surveillance in the United States. *N Engl J Med* 1969 ; 281 : 1201-8.
7. Henderson DA, Moss B. Smallpox and vaccinia. In : Plotkin S, Orenstein W, eds. *Vaccines*, 3rd ed. Philadelphia : WB Saunders Company, 1999 : 74-97.
8. Mafart B, Le Camus JL, Mirouze F, Matton T. Les dernières épidémies de variole en France. *Sem Hop Paris* 1999 ; 75 : 1265-8.
9. Executive Summary for CDC Interim Smallpox Response Plan and Guidelines. Décembre 2001, consulté le 29 novembre 2001 sur *http://www.cdc.gov/nip/diseases/smallpox/*
10. Martin-Bouyer C, Foulon G, De Solan M, Torgal J, N'Guyen K, Martin-Bouyer G. Étude des décès imputés à la vaccination antivariolique en France, de 1968 à 1977. *Arch Fr Pediatr* 1980 ; 37 : 199-206.

Prise en charge des « sujets variole »

François BRICAIRE

Service des Maladies Infectieuses et Tropicales, Hôpital Pitié-Salpêtrière, 47, boulevard de l'Hôpital, 75013 Paris, France

La probabilité d'une action bioterroriste menée avec le virus de la variole s'avère mineure, donc peu vraisemblable. Selon les critères retenus qui font d'un agent infectieux un vecteur possible d'un acte terroriste, le virus de la variole n'est pas dans un principe de réalité le micro-organisme idéal. Toutefois, son positionnement dans la liste des germes, les incertitudes qui existent sur sa possession par quelques pays font que le risque ne peut être considéré comme nul.

Aussi, la prise en charge de ce risque doit être préparée, avec ses spécificités. Elle fait partie intégrante du plan Biotox mis en place conjointement par les autorités tutélaires du SGDN (Secrétariat général de la Défense Nationale), des ministères de la Santé, de l'Intérieur, de la Défense, de la Justice. Elle est un des volets du plan variole à côté de l'organisation de la vaccination antivariolique.

La prise en charge des sujets suspects ou atteints de variole vient en complément de la vaccination par le virus de la vaccine ; la réalisation de celle-ci doit tenir compte de plusieurs éléments.

- Elle ne peut être faite préventivement en nombre, compte tenu des risques potentiels engendrés par les préparations vaccinales actuelles. En terme de rapport bénéfice-risque, il ne serait pas aujourd'hui accepté qu'un risque de complications soit pris pour un risque purement théorique.
- Elle ne serait donc réalisée qu'en cas d'alerte. Des niveaux ont ainsi été définis pour prévoir de façon graduée une réponse adaptée à l'importance repérée du risque varioleux.
- Seule est retenue en France, comme dans d'autres pays, le principe d'une équipe dédiée prévaccinée, au niveau 0, c'est-à-dire le niveau actuel dans lequel nous sommes : équipe très limitée de 150 personnes environ comportant des représentants des divers acteurs nécessaires à une prise en charge immédiate d'un varioleux suspect ou dûment authentifié.
- En cas d'« attaque variole », la réalisation de la vaccination antivariolique, avec toutes les difficultés stratégiques déjà évoquées, modifierait secondairement la prise en charge de la population du fait bien sûr de l'apparition d'une protection.

L'alerte

• Le déclenchement de l'alerte est le premier temps de ce plan Biotox. Il est essentiel puisque conditionnant par la rapidité souhaitée d'intervention, de confinement des premiers cas la mise en place des actions de prise en charge et donc l'avenir de l'extension et de l'importance du phénomène contagieux et épidémique.

• Cette alerte risque à l'évidence d'être difficile à assurer dans les meilleures conditions de sûreté et de rapidité. Passer à côté des premiers cas ou de ne les repérer qu'avec retard est *a priori* le scénario le plus vraisemblable. Ceci est d'autant plus sûr qu'il s'agit d'une infection mal connue du corps de santé, mal enseignée, oubliée et dans les meilleurs cas aujourd'hui reposant sur une culture purement livresque.

• Certes, le fait que l'acte terroriste soit revendiqué précisément permettrait aux autorités comme aux acteurs de santé d'être en état de vigilance. Sinon, il est logique de supposer que même un esprit perspicace pourrait douter d'un tel diagnostic et souhaiterait s'entourer de précautions légitimes avant de déclencher l'alerte.

• *A priori*, beaucoup de scénarios sont possibles. Mais compte tenu du délai d'incubation, donc de la dispersion vraisemblable des sujets après l'acte terroriste, on peut imaginer que les médecins généralistes seront en première ligne pour suspecter un cas de variole. Les structures de santé, hospitalières notamment, pourraient être aussi les premières à recevoir un malade, à moins que ce ne soit un laboratoire sur un prélèvement virologique le conduisant à suspecter un Poxvirus. Une aide peut être apportée pour l'envoi d'un ou de plusieurs membres de l'équipe vaccinale dédiée, préparée dans ce but.

• Pourrait en première ligne ainsi contribuer à l'identification du premier cas (ou des tous premiers cas), le SAMU, averti par le 15 ou les Sapeurs Pompiers, et susceptible de fournir les premières mesures à prendre, à même d'activer l'équipe dédiée. Serait ainsi prise la décision de transfert du malade en cas de confirmation de suspicion, vers le centre référent parisien où la confirmation (ou l'infirmation) du diagnostic pourra être faite par le laboratoire de microbiologie dûment équipé pour fournir un résultat rapide.

• Pendant ce temps est assuré l'isolement de contacts avec l'aide des services de santé, les tutelles étant prévenues par les moyens usuels ou jugés les plus efficaces : l'InVS, DDASS, CILE, ministères.

• Dès le contrôle du diagnostic obtenu, l'alerte est confirmée, et transmise aux autorités sus-citées.

• Les cellules de crise sont alors activées.

– Au niveau central, c'est-à-dire des tutelles : ministère, entourées des experts nécessaires et de toute personne jugée utile au bon fonctionnement de cette cellule.

– Au niveau zonal dans la structure référente selon les procédures définies dans son plan blanc, en vérifiant d'abord la réalité de l'information, activant en premier la direction hospitalière, le Service des Maladies Infectieuses et Tropicales.

– Le repérage des cas ultérieurs reposera sur les mêmes structures d'urgence (SAMU), avec d'emblée l'activation de l'équipe dédiée zonale, immédiatement vaccinée, dès connaissance d'un premier cas et le transfert vers le centre hospitalier référent de la zone.

Accueil d'un patient infecté

• Les procédures retenues et établies en France reposent sur des hypothèses jugées vraisemblables et raisonnables, sachant que la diversité des scénarios potentiels pourrait conduire à des variations qui s'imposeraient en terme de faisabilité immédiate.

Le transport sanitaire des patients suspects

– Il est réalisé exclusivement par des organismes identifiés et agréés, en l'occurrence une équipe du SAMU.

– Il se fait directement depuis le site de repérage du cas (domicile, structure médicale) vers le centre référent zonal, immédiatement mis en alerte.

– Pour le premier cas repéré, le transfert se fera éventuellement vers des centres référents de l'Ile-de-France, la Pitié-Salpêtrière ou Bichat, là où l'équipe nationale dédiée est en mesure d'assurer l'accueil immédiatement, en attendant la vaccination des équipes zonales. Par la suite, c'est vers les centres zonaux que les sujets infectés seront transférés.

– L'objectif est d'éviter toute contamination des personnels et des matériels, des moyens de transport sanitaires par les sécrétions respiratoires et les liquides biologiques.

– Pour ce faire, plusieurs moyens doivent être utilisés :

• Protéger l'équipe de transport : le personnel du véhicule doit se cantonner strictement aux tâches qui lui sont assignées.

Le chauffeur reste dans sa cabine au volant sans tenue spécifique.

L'équipe soignante revêt une tenue de protection associant : masque de type FFP2, une surblouse, des surbottes, une charlotte, des lunettes individuelles, deux paires de gants à usage unique, renouvelées toutes les demi-heures.

Le malade est revêtu d'une surblouse et porte un masque chirurgical. Le personnel demeure dans la cellule sanitaire de l'ambulance.

• Protéger le véhicule et le matériel en utilisant :
  - Du linge à usage unique.
  - Retirer tout matériel inutile au transport.
  - Préparer le matériel avant de prendre le malade pour éviter la contamination des tiroirs.
  - Protéger les parois de l'ambulance et le matériel non utilisé avec une couverture en aluminium.
  - Le véhicule sera nettoyé et désinfecté au retour à la base avec un produit désinfectant-détergent. Les protections du véhicule et individuelles des malades (ou suspects) seront laissées dans un container du service, récupérées pour suivre le trajet des déchets par un circuit des DASRI et incinération.

L'accueil dans les services

– Il se fait prioritairement, voire exclusivement, dans un centre référent (hôpital dédié). Centre déterminé dans chaque zone de défense correspondant à la présence d'un service de maladies infectieuses d'un CHU. C'est dans ces établissements que des circuits spécifiques auront été mis en place avec les personnels désignés pour se charger des soins à ces patients.

– Il pourra en fonction de l'importance de l'épidémie se faire dans d'autres structures, l'accueil en grand nombre devenant indispensable :

• Autres services de maladies infectieuses des CHU, tout d'abord.

• Autres services de médecine ou autres des CHU.

• Autres hôpitaux ou structures reconnus initialement comme ayant les possibilités d'accueil et d'isolement des malades infectés.

Ces structures préalablement repérées sont activées en accord avec le centre référent. Ils se mettent en action en appliquant leur plan blanc.

– L'admission des cas après transfert *via* les services de SAMU se fait directement dans les structures d'accueil, tout transfert devant être coordonné entre l'équipe du SAMU et la structure d'accueil, après vérification de la destination et du motif de transfert.

– L'objectif est de réduire tout contact entre patients suspects ou infectés, donc d'éviter les services d'urgence. Toutefois, en cas d'arrivée inopinée d'un cas :

• Le patient sitôt repéré est isolé localement et orienté vers un service dédié, en assurant le transfert par le SAMU avec les précautions déjà mentionnées.

• À cet effet, une équipe chargée de l'accueil doit être mise en place dès l'alerte déclenchée. Celle-ci a pour but de réceptionner les malades, de s'informer du motif de leur consultation, et de faire un filtre visant à améliorer la protection des personnels.

Au sein de l'hôpital

Les circuits doivent être clairement prévus et largement indiqués, avec des locaux spécifiquement déterminés.

Un accueil par des personnels protégés doit permettre de recueillir les données utiles visant, outre à confirmer (ou infirmer le diagnostic), à rechercher des sujets contacts, données qui devront être immédiatement transmises à la DDASS.

– Les malades sont regroupés au sein d'une même structure. Un hôpital pavillonnaire a en matière d'isolement d'incontestables avantages. Un isolement géographique d'une partie ou de la totalité d'un pavillon est fonctionnellement plus aisé et plus efficace.

Cette structure doit idéalement compter des chambres d'isolement strict avec sas d'habillage et de déshabillage pour le personnel. L'installation de chambres à pression négative est souhaitable mais non obligatoire.

• La ventilation du secteur doit être isolée des autres structures du bâtiment. Il faut préalablement s'assurer de la possibilité de couper le système de ventilation sans altérer la ventilation des autres unités. Dès l'admission du premier cas, la ventilation sera ainsi stoppée, l'aération étant au mieux assurée par l'ouverture régulière des fenêtres.

• La protection du personnel, nécessairement vacciné, est assurée par le port de masques comme antérieurement défini, le port systématique de gants en latex ou vinyl, une surblouse, des surchaussures, des lunettes protectrices, une charlotte.

Le déshabillage se fait en retirant, avant de sortir de la chambre, surchaussures, charlotte, lunettes, surblouse et deuxième paire de gants, puis à l'extérieur de la chambre le masque et la première paire de gants.

• Le lavage des mains est systématique et réitéré après chacune de ces manipulations.

• Le matériel est principalement du matériel à usage unique, qui sera éliminé dans la filière DASRI.

Le matériel réutilisable sera désinfecté ou autoclavé selon les recommandations.

• Les déplacements des patients suspects ou atteints doivent être limités au strict minimum. De même, les examens complémentaires doivent être effectués s'ils sont nécessaires et au lit du malade. Ils sont donc réduits au minimum. Les prélèvements destinés soit à éliminer un autre diagnostic, soit à confirmer celui de variole, soit nécessaire à la surveillance, seront acheminés dans des matériels de protection prévus à cet effet vers les laboratoires dûment informés de l'arrivée de prélèvements contagieux.

• Les visites des familles seront *a priori* interdites. Elles pourront être autorisées pour des raisons psychologiques, auprès des enfants par exemple, pour des personnes vaccinées et porteurs de la même tenue de protection que le personnel.

• Par ailleurs doivent être évoqués :

– La désignation d'un local permettant au personnel ayant réalisé le transfert du malade de se changer et de se décontaminer.

– Prévoir un secteur de réanimation pouvant accueillir les malades graves. Secteur dédié, équipé de façon à assurer une protection identique des personnels.

– Un secteur d'accueil pédiatrique doit être également prévu, répondant aux mêmes caractéristiques que celles décrites dans les unités d'adultes.

L'élimination des déchets

Tous les déchets doivent être identifiés et éliminés par la filière des DASRI pour être incinérés.

Le conditionnement se fait dans des emballages prévus à cet effet (sac, carton, fûts...).

Ils sont d'abord entreposés temporairement dans les services de soins, puis centralisés dans les locaux réservés au stockage des DASRI.

Les urines contenant une quantité éventuellement importante de virus doivent subir le même acheminement après solidification.

Le traitement des personnes décédées

– La protection des personnels obéit en ces circonstances aux mêmes règles que celles précédemment évoquées, personnel qui devra également avoir été vacciné prioritairement qu'il s'agisse des membres de l'Institut médico-légal, de ceux de la morgue hospitalière ou des entreprises de pompes funèbres.

– Les corps sont placés le plus rapidement possible dans une housse étanche, puis en cercueil hermétique galvanisé avec filtre épurateur, placé à son tour dans un cercueil en bois. La mise en bière sera la plus rapide possible, sans possibilité de conservation du corps, sans crémation possible à cause du type de cercueil.

– En cas d'épidémie pourra se poser un problème de stockage des corps, obligeant à prévoir des endroits clairement identifiés pour un stockage temporaire. Celui-ci devra se faire, les corps étant mis dans des housses mortuaires étanches, déposés dans les locaux froids.

L'accueil des sujets contacts, vrais ou supposés, impose par ailleurs une action concertée avec les autorités sanitaires, l'aide des médias pouvant donner et diffuser des consignes pratiques élaborées avec les tutelles et les experts.

– La nécessité de rester sur place à son domicile s'avère sans doute l'élément essentiel.

– Un accueil à l'hôpital doit également être organisé, destiné à donner de l'information, des consignes et à rassurer dans toute la mesure du possible.

– Cet accueil suppose de prévoir un local suffisamment vaste, aménageable pour assurer une réception en nombre si nécessaire. Ceci signifie l'aide des forces de police ou de gendarmerie pour assurer un cordon de sécurité, un respect des filières et éviter des éventuels phénomènes de panique. De façon à permettre la traçabilité, les identités des personnes devront être relevées précisément.

En conclusion

L'accueil hospitalier des patients atteints ou suspects de variole, repose sur des structures globalement identiques à celles utilisées dans toute alerte bioterroriste, ou encore toute infection hautement contagieuse à caractère épidémique.

C'est de la rapidité du déclenchement de l'alerte, de la qualité d'un transfert des malades vers des centres qualifiés pour les accueillir, de la mise au point la meilleure possible des circuits et des structures de leur accueil que dépendra la qualité des possibilités de prise en charge et de traitement symptomatique et spécifique, donc du pronostic à l'échelon individuel, et du contrôle rapide de l'épidémie à l'état collectif.

RÉFÉRENCES BIBLIOGRAPHIQUES

1. Hendriks J, Tegnelle A, Bossi P, *et al.* United States smallpox response plans : a commentary from the bioterrorism taskforce (Bichat) perspective. *Eurosurveillance Weekly* 2002 ; 6 : 021024. http://www.eurosurveillance.org/ew/2002/021024.asp.
2. Bricaire F, Bossi P. *Bioterrorisme*. Paris : Éditions Elsevier, 2003 : 120 p.
3. Bossi P, Bricaire F. Variole : agent du bioterrorisme. *Presse Med* 2002 ; 38 : 1813-7.
4. Bossi P, Guihot A, Bricaire F. Organisation de la lutte contre le bioterrorisme d'origine infectieuse. *Traité de médecine hospitalière*. Paris : Flammarion, 2003.
5. Breman J, Henderson D. Diagnosis and management of smallpox. *N Engl J Med* 2002 ; 346 : 1300-8.
6. Henderson D, Inglesby T, Bartlett J, *et al.* Smallpox as a biological weapon. Consensus statement. *JAMA* 1999 ; 281 : 2127-37.

7. Fenner F, Henderson D, Arita I, Jezek Z, Ladnyi I. *Smallpox and its eradication*. Geneva : World Health Organization, 1988. http://www.who.int/emc/diseases/smallpox/Smallpoxeradication.htlm.
8. Franz D, Jahrling P, Friedlander A, *et al.* Clinical recognition and management of patients exposed to biological warfare agents. *JAMA* 1997 ; 278 : 399-411.
9. Bozzette S, Boer R, Bhatnagar V, Brower J, Keeler E, Morton S, Soto M. A model for a smallpox-vaccination policy. *N Engl J Med* 2003 ; 348 : 416-25.

IV
Arboviroses

Infections à virus West Nile

Hervé ZELLER[1], Séverine MURRI[1], Stéphanie MICHEL[1], Isabelle SCHUFFENECKER[1], Violaine NOËL[2]

[1] *Centre National de Référence des Arbovirus, Institut Pasteur, 21, avenue Tony-Garnier, 69365 Lyon Cedex 07, France*
[2] *Service de Maladies Infectieuses et Tropicales (Pr J.-L. Vildé), Hôpital Bichat-Claude-Bernard, 46, rue Henri-Huchard, 75877 Paris Cedex 18, France*

Le virus West Nile est un arbovirus à ARN du genre *Flavivirus*. Le cycle de transmission fait intervenir des moustiques essentiellement du genre *Culex* comme vecteurs et les oiseaux comme hôtes amplificateurs. L'homme et les chevaux sont des hôtes sensibles. La plupart des infections sont inapparentes, ou bénignes d'allure pseudo-grippale. Dans certains cas, des encéphalites, des méningo-encéphalites, peuvent être observées, avec mortalité surtout chez les sujets âgés, signant une réplication virale au niveau du SNC. West Nile a été identifié initialement en Afrique, puis retrouvé dans le bassin méditerranéen, ainsi qu'en Inde et en Australie. En Europe, le virus a été à l'origine de plusieurs épisodes ces dernières années, mais il n'a pas apparemment diffusé. Une souche virale pathogène pour certaines espèces d'oiseaux, identifiée en Israël en 1998, a été retrouvée à New York entraînant une mortalité aviaire très importante ainsi que des encéphalites mortelles chez l'homme. Le virus s'est propagé rapidement vers l'Ouest des États-Unis avec 43 États infectés en 2002, plus de 4 000 cas humains dont 284 décès. Il a été signalé dans les Caraïbes et en Amérique centrale. Des cas humains d'importation d'Amérique du Nord ont été observés en France en 2002 et en 2003. Cette large diffusion s'est accompagnée de la mise en évidence de modes de transmission du virus par transfusion sanguine, transplantation d'organes, transmission intra-utérine. Des mesures en Europe ont été prises pour écarter les donneurs de sang de retour d'Amérique du Nord pendant la période maximale de transmission.

Aspects virologiques et épidémiologiques : les leçons de l'émergence en Amérique

Introduction

Le virus West Nile (WN) a été isolé pour la première fois en 1937 chez l'homme dans le district West Nile en Ouganda [11]. Il a été identifié ultérieurement dans de nombreux pays d'Afrique, au Moyen-Orient, en Europe méridionale, en ex-URSS, en Inde, ainsi qu'en Australie où il avait été dénommé Kunjin [25]. Il a été isolé de nombreuses espèces de moustiques, mais aussi de tiques, d'oiseaux et de différents mammifères. Le virus WN est un virus enveloppé à ARN simple brin de polarité positive du genre *Flavivirus*. Il est proche antigéniquement du virus de l'encéphalite japonaise. L'infection a été considérée comme une arbovirose mineure, malgré plusieurs épidémies dans les années 1950 en Israël avec quelques formes encéphalitiques parfois mortelles, et deux épisodes importants d'atteintes pseudo-grippales en Afrique du Sud en 1974 et 1983 [11]. En 1962, une flambée a été enregistrée en Camargue associant des cas humains et équins. Le virus a été détecté ensuite à bas bruit notamment chez des moustiques dans les 3 années qui suivirent dans la région [10]. Le virus est réapparu chez des chevaux uniquement en Petite Camargue en fin d'été 2000 [20].

Épidémiologie

Des épisodes humains à WN plus fréquents ont été observés à partir de 1994 dans le bassin méditerranéen touchant l'homme : Algérie, 1994 ; Roumanie, 1996 ; Tunisie, 1997, mais aussi la Russie (Volgograd, 1999), d'autres ont été observés chez des chevaux (Maroc, 1996 ; Italie, 1998 ; France, 2000) [16, 20]. En 1997-1998, des mortalités anormales ont été décrites en Israël chez des oiseaux migrateurs dont des cigognes et des oiseaux domestiques (oies) suite à une infection par le virus WN [18]. Un virus similaire a brusquement émergé en plein centre de New York en 1999 à l'origine d'encéphalites chez l'homme en parallèle avec une importante mortalité chez les oiseaux résidents [15, 22]. Les chevaux étaient également atteints. Le virus s'est rapidement propagé dans 4 États en 1999, puis 12 en 2000, 27 en 2001 et 43 États en 2002 *(Tableau I)*. Plus de 4 000 cas chez l'homme ont été détectés dont de nombreuses encéphalites principalement chez les personnes âgées dont 284 mortelles et pour 2003 (au 2 octobre 2003) près de 6 000 cas dont 119 décès (http://www.cdc.gov). Certaines atteintes nerveuses ressemblaient à des formes poliomyélitiques [4]. La faiblesse musculaire prolongée était également notée. Le virus WN a atteint le Canada dès 2000, mais aussi les Caraïbes (îles Cayman), puis il a été rapporté au Mexique, au Salvador, à la Jamaïque, en République Dominicaine et en Guadeloupe en 2002 [13, 16] (R. Quirin, communication personnelle). En 2002, le Canada a recensé 326 cas dont 20 décès et pour 2003 (au 1er octobre 2003) plus de 1 000 cas dont 255 confirmés et 7 décès (http://www.hc-sc.gc.ca). Des cas humains d'importation d'Amérique du Nord sont décrits [8].

Tableau I

Épidémies et épizooties à virus West Nile de 1994 à septembre 2003

Année	Pays	Hommes		Chevaux		Date
		Cas	Décès	Cas	Décès	
1994	Algérie	50	2			
1996	Maroc	1	1	94	42	
	Roumanie	393	17			mi-juillet-mi-octobre
1997	Tunisie	173	8			
1998	Italie			14	6	mi-août-début octobre
1999	Russie	318	40			fin juillet-fin septembre
	Israël	2	2			fin août
	USA	62	7	25		
2000	France			76	21	mi-août-début novembre
	Israël	417	35	76		août-octobre
	Russie	32	3			
	USA	21	2	60		
2001	Israël	41	2			
2001	USA	56	7	738		
2002	Israël	26	2			
2002	USA	4 156	284	15 257		mi-mai-mi-décembre
	Canada	329	20	356		
2003	USA*	5 921	119	2 168		
	Canada**	*1 068*	7	*372*		

* cdc/usda website des 24 septembre et 2 octobre 2003.
** hc-sc.gc.ca website du 1er octobre 2003 *(cas probables ou confirmés)*.

Le cycle de transmission

Le virus WN a été identifié dans plus d'une quarantaine d'espèces de moustiques appartenant à 11 genres différents, mais aussi chez quelques espèces de tiques [11, 25]. En Amérique du Nord, il a été identifié dans plus de 170 espèces d'oiseaux (L. Petersen, communication personnelle). L'apparition d'épidémies et d'épizooties plus fréquentes dans le bassin méditerranéen depuis 1994 ne semble pas liée au changement climatique mais à l'émergence de souches qui ont rapidement essaimé, rencontrant des conditions propices en terme de vecteurs compétents, et d'hôtes amplificateurs potentiels. Les cycles de transmission semblent différents d'une zone à une autre [20]. Les systèmes de suivi épidémiologique divers selon les régions permettent difficilement de faire des comparaisons. Néanmoins, au Maroc, en Italie ou en France, le virus ne semble pas s'être propagé. La circulation virale en région camarguaise s'est poursuivie à bas bruit en 2001 et 2002. Elle s'est manifestée par de rares séroconversions chez des oiseaux sentinelles en Camargue sans atteintes cliniques diagnostiquées chez l'homme ou le cheval. En Roumanie, en revanche, des encéphalites résultant d'atteinte par le virus WN sont enregistrées chaque année de même qu'en Israël, région à considérer comme endémique pour le virus WN. Suite à l'émergence de souches au pouvoir pathogène accru pour certaines espèces d'oiseaux à partir de 1997 en Israël, une épidémie avec plus de 400 cas diagnostiqués a été observée en 2000, avec co-circulation de différentes souches virales [12, 24].

Les études phylogéniques entreprises sur les différentes souches identifiées dans le monde ont montré que les souches WN peuvent être classées dans deux lignées : le groupe II comprenant exclusivement des souches rencontrées en Afrique sub-saharienne et Madagascar sans caractère pathogène majeur bien que quelques cas d'hépatites fulminantes aient été décrites en République Centrafricaine [6, 9]. En revanche, toutes les souches ayant émergé dans le bassin méditerranéen ou rencontrées en Russie, en Inde, en Australie appartiennent au groupe I.

Les leçons de l'émergence en Amérique du Nord

L'explosion de WN dans le continent nord-américain s'est accompagnée de la révélation de différents modes de transmission du virus. Certaines espèces d'oiseaux sont particulièrement sensibles à l'infection et présentent une forte virémie comme les corbeaux ou les geais bleus [13]. Au niveau expérimental, des transmissions directes entre corbeaux ont été décrites. La transmission par transfusion sanguine ou par transplantation d'organe a été rapportée en 2002 [1]. D'autres modes comme la transmission verticale *in utero* ou bien la détection de virus dans le lait maternel sont décrits [2, 3].

En 2003, les États-Unis et le Canada ont instauré la détection systématique d'ARN viral dans tous les dons de sang en période de transmission [1]. Sur plus de 2,5 millions de lots testés depuis fin juin 2003, date de mise en place du système, et fin août 2003, près de 600 lots ont été détectés positifs ou suspects (J. Goodman, communication personnelle). Un tel indicateur est intéressant pour évaluer la circulation du virus dans différentes zones en l'absence de cas cliniques correspondants comme ce fut le cas au Nebraska cette année. En effet, les infections virales se caractérisent dans la grande majorité des cas par une infection asysmptomatique, dans 20 % des cas par une atteinte d'allure pseudo-grippale et dans moins de 1 % des cas par une atteinte du système nerveux central. Les estimations considèrent que près de 500 000 personnes ont été infectées aux États-Unis en 2002. À cela s'ajoutent plus de 14 000 cas rapportés chez des chevaux en 2002.

Le profil des infections cliniques en zones tropicales d'Amérique centrale et des Caraïbes semble se modifier par rapport à ce qui est observé aux États-Unis et au Canada, peut-être en liaison avec une circulation plus intense d'autres flavivirus dont l'encéphalite de Saint-Louis (SLE), ou la dengue [23]. Peu de cas cliniques sont rapportés chez l'homme et le cheval, et les mortalités d'oiseaux semblent peu importantes. La présence de WN dans la région est néanmoins trop récente pour pouvoir prédire quelle sera la situation dans un avenir proche. Il se pourrait que le virus circule à bas bruit dans la région équatoriale et ne réapparaisse que dans la partie australe d'Amérique du Sud sous forme de flambées. Néanmoins, les conditions écologiques sont très différentes en terme de populations de vecteurs, d'hôtes amplificateurs majeurs et au niveau de compétition avec co-circulation d'autres flavivirus.

En terme de santé publique et sécurité de produits sanguins, la mise à l'écart de donneurs de sang de retour d'Amérique du Nord en période de transmission virale est une mesure temporaire [7]. Faudrait-il écarter tout don de personne de retour de pays tropicaux dans le mois précédent, régions dans lesquelles circulent de nombreuses arboviroses comme par exemple la dengue qui infecte entre 50 et 100 millions de personnes par an et qui peut être transmise par transfusion de sang contaminé ? Quels seraient les critères d'exclusion à prendre en compte dans les régions d'endémie de dengue ? D'une situation d'émergence en Amérique du Nord à une situation d'endémie, l'épidémiologie de WN va changer et peut-être se rapprocher de celle de SLE avec quelques cas annuels et de temps à autres quelque flambée, selon un cycle pluriannuel méconnu. Déjà seuls quelques cas cliniques WN ont été détectés en 2003 dans les régions Est qui avaient été touchées en 1999 et 2000. En revanche, de nombreux cas furent observés en 2002 dans la région Centre touchée l'année précédente et de même dans les Montagnes Rocheuses en 2003 alors que la zone a été infectée en 2002. Les populations aviaires ont été modifiées, et de nombreux individus sont immunisés. La mortalité aviaire servant jusqu'à présent comme index de surveillance de WN ne sera plus bientôt utilisable. Peut-être les situations européennes et nord-américaines vont se ressembler peu à peu, bien que les virus circulants soient différents.

Une fraction non négligeable des populations humaines et équines peu à peu va être immunisée. Seuls les jeunes enfants pourraient représenter une population naïve sensible à l'infection. Si le caractère pathogène du virus exacerbé chez les personnes âgées se maintient, l'endémie pourrait paraître invisible. Seule la détection de génome viral dans les dons de sang permettrait, si elle est maintenue, de confirmer la circulation virale en population humaine dans telle ou telle zone.

Aspects cliniques

La période d'incubation après piqûre est de 2 à 15 jours.

Dans 80 % des cas, les sujets infectés restent totalement asymptomatiques. Ceci entraîne probablement une sous-estimation du nombre de cas, ainsi que la difficulté de constater la survenue d'une épidémie [26, 27].

Ving pour cent des patients présentent classiquement une fièvre à virus West Nile, avec une syndrome grippal associant fièvre, frissons, céphalées, myalgies, arthralgies avec sensation de malaise, durant de 3 à 6 jours. Des signes digestifs sont possibles avec anorexie, nausées, vomissements, diarrhées. Un rash cutané est présent dans 20 à 50 % des cas ; il est de type maculo-papuleux, non prurigineux, atteignant le thorax, le dos et les bras ; il peut apparaître après les premiers jours d'évolution, et disparaît au bout d'une semaine. Une polyadénopathie ainsi qu'une hépato-splénomégalie sont possibles. Le tableau est donc celui d'une virose banale ; c'est l'association à la notion de contexte épidémiologique qui évoque celui d'arbovirose. Des atteintes du myocarde, des pancréatites et des hépatites ont été décrites [27, 28].

L'évolution est habituellement spontanément favorable.

Dans moins de 1 % des cas, il existe une atteinte du système nerveux (1 cas sur 150 lors de l'épidémie new-yorkaise de 1999, taux similaire à l'épidémie de 1996 en Roumanie). L'atteinte neurologique est précédée de prodromes initiaux non spécifiques, et survient après 5 jours d'évolution. Il s'agit de méningites, encéphalites ou de myélites comme dans les autres infections à flavivirus [27-30].

L'analyse et la surveillance clinique de nombreux patients hospitalisés aux États-Unis pour une fièvre due à une infection au virus West Nile permettent de détecter des atteintes neurologiques et/ou musculaires fréquentes, laissant sous-entendre que celles-ci sont plus fréquentes qu'on ne l'a décrit antérieurement [27, 28, 30, 31] : des tremblements statiques ou cinétiques, des myoclonies et de véritables syndromes parkinsoniens ; des paralysies périphériques, asymétriques avec localisation dans la corne médullaire antérieure réalisant une « West Nile polio » [32], des polyradiculonévrites, des névrites optiques. Une rhabdomyolyse est présente jusqu'à 80 % des cas.

Une infection d'allure virale avec atteinte musculaire et/ou neurologique, associée au contexte épidémiologique, doit faire évoquer une infection due au virus West Nile.

Évolution et facteurs de risque

L'infection par le virus West Nile chez l'homme est le plus souvent asymptomatique ou guérit sans séquelle. Cependant, le suivi à un an des patients ayant présenté une atteinte neurologique et/ou musculaire, révèle que seulement un tiers des patients ne présente aucune séquelle à un an. Les autres présentent des troubles à type de tremblements, de troubles de la mémoire, de la concentration, des céphalées et une asthénie persistante, avec parfois des séquelles neurologiques très importantes [28, 29, 31].

Le taux de mortalité est estimé entre 5 et 14 % [27, 31, 33]. Le risque d'encéphalite augmente avec l'âge. Les facteurs pronostiques décrits sont l'âge, l'immunodépression, la présence d'un signe neurologique de gravité tel le coma et l'existence d'une pathologie associée (HTA, diabète). Aucun facteur de risque indépendant n'a été retrouvé [29, 31].

Diagnostic

Le diagnostic d'infection à virus WN chez l'homme est essentiellement sérologique par recherche d'IgM au niveau sérique mais aussi du LCR pour détermination de réplication intrathécale. La détection virale par RT-PCR est souvent négative dès J + 1 après le début des signes cliniques car la virémie est faible et de courte durée *(Figure 1)*. Le schéma est similaire chez le cheval. En cas de mortalité, la recherche du virus sur biopsie cérébrale peut être réalisée. La réponse

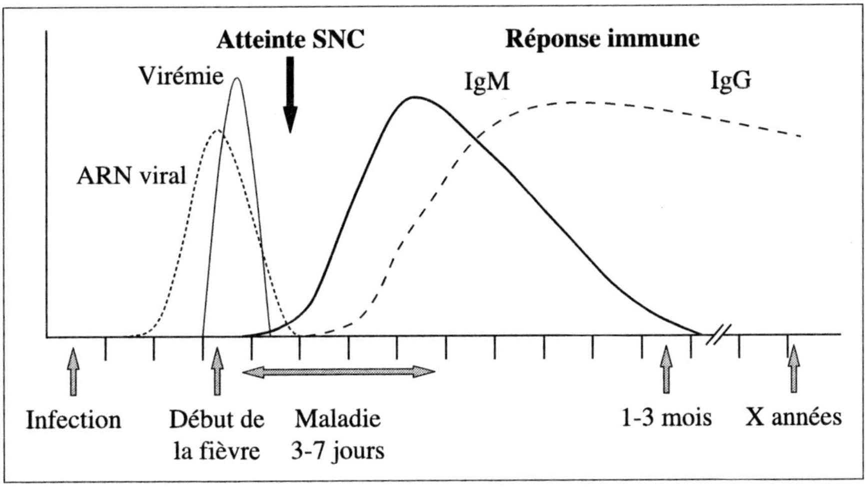

Figure 1. Chronologie de la réplication virale et de la réponse immune chez l'homme lors d'une infection par le virus West Nile.

anticorps IgM n'est pas spécifique et, en l'absence de détection virale directe, un test complémentaire (test de séroneutralisation) est requis. En cas d'atteinte antérieure par d'autres flavivirus ou bien de vaccination type encéphalite japonaise, l'interprétation des résultats reste délicate [23].

Examens complémentaires

Dans 50 % des cas, il existe une hyperleucocytose à polynucléaires neutrophiles discordante du syndrome clinique évoquant une virose, une leucopénie dans 15 % des cas. Une hyponatrémie peut s'observer lors des encéphalites. L'analyse du LCR révèle une hyperprotéinorachie, une méningite à prédominance lymphocytaire, mais une prédominance de polynucléaires neutrophiles est possible. La glycorachie est normale [28, 33].

Le scanner est la plupart du temps normal, alors que l'IRM peut révéler un hypersignal en T2 au niveau thalamique, ainsi qu'au niveau périventriculaire et méningé [27, 31]. L'EMG peut révéler une atteinte motrice axonale en rapport avec un syndrome de la corne antérieure.

Traitement

Il n'existe aucun traitement spécifique de l'infection due au virus West Nile, en dehors d'un traitement symptomatique. Le seul traitement est préventif : la protection individuelle par des moyens physiques et chimiques pour éviter les piqûres de moustiques ; des mesures collectives permettant de limiter la circulation des moustiques dans les eaux stagnantes (drainages), l'emploi d'insecticides pendant les périodes épidémiques. Aucun vaccin n'existe à ce jour.

Conclusion

L'épidémiologie de West Nile est fascinante : le virus présente une versatilité en terme d'espèces qu'il est capable d'infecter non décrite pour d'autres arbovirus. Importé en Amérique du Nord, il a trouvé immédiatement sa niche écologique. De nombreux points restent à éclaircir, notamment en Europe. Le virus est-il endémique en Europe du Sud ou bien est-il périodiquement introduit ? Quels sont les vecteurs majeurs du virus en terme de compétence de passage inter-espèces (oiseaux-homme, oiseaux-cheval) ? Est-ce que d'autres acteurs interviennent dans le cycle de transmission du virus : ectoparaistes, amphibiens, reptiles... ? Pourquoi uniquement des virus du groupe I ont été rencontrés jusqu'à présent hors d'Afrique subsaharienne ? Quels sont les facteurs liés au virus et les facteurs liés à l'hôte qui pourraient expliquer les différences de pathogénicité observées selon les souches virales et selon les individus comme le laissent entrevoir quelques études actuellement initiées [5, 19] ?

La surveillance épidémiologique, la vigilance des cliniciens et des vétérinaires dans les zones à risque, sont primordiales et restent de mise, même si l'épidémie semble éteinte, notamment en France, compte tenu de la rapidité d'extension de l'épidémie américaine et du caractère répétitif de cette zoonose.

Sites internet

www.sante.gouv.fr
www.pasteur.fr
www.cdc.gov

RÉFÉRENCES BIBLIOGRAPHIQUES

1. Anonyme. Detection of West Nile virus in blood donations – United States 2003. *MMWR* 2003 ; 52 : 769-72.
2. Anonyme. Possible West Nile virus transmission to an infant through breast feeding – Michigan 2002. *MMWR* 2002 ; 51 : 877-8.
3. Anonyme. Intrauterine West Nile infection – New York, 2002. *MMWR* 2002 ; 51 : 1135-6.
4. Anonyme. Acute flaccid paralysis syndrome associated with West Nile virus infection – Mississippi and Louisiana, July-August 2002. *MMWR* 2002 ; 51 : 825-8.
5. Beasley DWC, Li L, Suderman MT, Barrett ADT. Mouse neuroinvasive phenotype of West Nile virus strains varies depending upon virus genotype. *Virology* 2002 ; 296 : 17-23.
6. Berthet FX, Zeller HG, Drouet MT, Rauzier J, Digoutte JP, Deubel V. Extensive nucleotide changes and deletions within the envelope glycoprotein gene of Euro-African West Nile viruses. *J Gen Virol* 1997 ; 78 : 2293-7.
7. Brown R, Crowcroft N, Morgan D. Transfusion associated West Nile virus infection : implications for Europe. *Eurosurveillance Weekly* 2003 ; 7 : 3.
8. Charles PE, Zeller HG, Bonnotte B, Decasimacker AL, Bour JB, Chavanet P, Lorcerie B. First reported case of imported West Nile virus infection in Europe. *Emerg Infect Dis* 2003 ; 9 : 75.
9. Georges AJ, Lesbordes JL, Georges-Courbot MC, Meunier DMY, Gonzalez JP. Fatal hepatitis from West Nile virus. *Ann Inst Pasteur* 1987 ; 138 : 237-44.
10. Hannoun C, Panthier R, Mouchet J, Eouzan JP. Isolement en France du virus West Nile à partir de malades et du vecteur *Culex modestus* Ficalbi. *CR Acad Sci Paris* 1964 ; 259 : 4170-2.

11. Hayes CG. West Nile Fever. In : Monath TP, ed. *The arboviruses : epidemiology and ecology*, vol. V. Boca Raton : CRC Press, 1989 : 59-88.

12. Hindiyeh M, Shulman LM, Mendelson E, Weiss L, Grossman Z, Bin H. Isolation and characterization of West Nile virus from the blood of viremic patients during the 2000 outbreak in Israel. *Emerg Infect Dis* 2001 ; 7 : 748-50.

13. Komar N, Langevin S, Hinten S, Nemeth N, Edwards E, Hettler D, Davis B, Bowen R, Bunning M. Experimental infection of North American birds with the New York 1999 strain of West Nile virus. *Emerg Infect Dis* 2003 ; 9 : 311-22.

14. Komar O, Robbins MB, Klenk K, Blitvich BJ, Marlenee NL, Burkhalter KL, Gubler DJ, González G, Peña CJ, Peterson AT, Komar N. West Nile virus transmission in resident birds, Dominican Republic. *Emerg Infect Dis* 2003 ; 9 : 1299-302.

15. Lanciotti RS, Roehrig JT, Deubel V, Smith J, Parker M, Steele K, Volpe KE, Crabtree MB, Scherret JH, Hall Rhone-Alpes, MacKenzie JS, Cropp CB, Panigrahy B, Ostlund E, Schmitt B, Malkinson M, Banet C, Weissman J, Komar N, Savage HM, Stone W, McNamara T, Gubler DJ. Origin of the West Nile virus responsible for an outbreak of encephalitis in the northeastern US. *Science* 1999 ; 286 : 2333.

16. Le Guenno B, Bougermouth A, Azzam T, Bouakaz R. West Nile : a deadly virus ? *Lancet* 1996 ; 348 : 1315.

17. Lorono-Pino MA, Biltvich BJ, Farfan-Ale JA, Puerto FI, Blanco JM, Marlenee NL, Rosado-Paredes EP, Garcia-Rejon JE, Gubler DJ, Calisher CH, Beaty BJ. Serologic evidence of West Nile virus infection in horses, Yucatan State, Mexico. *Emerg Infect Dis* 2003 ; 9 : 857-9.

18. Malkinson M, Banet C, Weisman Y, Pokamunski S, King R, Drouet MT, Deubel V. Introduction of West Nile virus in the Middle East by migrating white storks. *Emerg Infect Dis* 2002 ; 8 : 392-7.

19. Mashimo T, Lucas M, Simon-Chazottes D, Frenkiel MP, Montagutelli X, Ceccaldi PE, Deubel V, Guenet JL, Despres P. A nonsense mutation in the gene encoding 2'-5'-oligoadenylate synthetase/L1 isoform is associated with West Nile virus susceptibility in laboratory mice. *Proc Natl Acad Sci USA* 2002 ; 99 : 11311-6.

20. Murgue B, Zeller H, Deubel V. The ecology and epidemiology of West Nile virus in Africa, Europe. In : Mackenzie JS, Barrett ADT, Deubel V, eds. *Japanese encephalitis and West Nile viruses. Current Topics in Microbiology : West Nile*. Berlin : Springer-Verlag, 2002 ; 267 : 195-221.

21. Pealer LN, Marfin AA, Petersen LR, Lanciotti RS, Page PL, Stramer SL, Stobierski MG, Signs K, Newman B, Kapoor H, Gooman JL, Chamberland ME, *et al.* Transmission of West Nile virus through blood transfusion in the United States in 2002. *N Engl J Med* 2003 ; 349 : 1236-45.

22. Steele KE, Schoepp RJ, Komar N, Geisberts TW, Manduca RM, Calle PP, Raphael BL, Clippinger TL, Larsen T, Smith J, Lanciotti RS, Panella NA, NcNamara TS. Pathology of fatal West Nile virus infections in native and exotic birds during the 1999 outbreak in New York City, New York. *Vet Pathol* 2000 ; 37 : 208-24.

23. Tesh RB, Travassos da Rosa APA, Guzman H, Araujo TP, Xiao SY Immunization with heterologous flaviviruses protective against fatal West Nile encephalitis *Emerg Infect Dis* 2002 ; 8 : 245-51.

24. Weinberger M, Pitlik SD, Gandacu D, Lang R, Nassar F, ben-David D, Rubinstein E, Izthaki A, Mishal J, Kitzes R, Siegman-Igra Y, Giladi M, Pick N, Mendelson E, Bin H, Shohat T, Chowers MY. West Nile fever outbreak, Israel, 2000 : epidemiologic aspects. *Emerg Infect Dis* 2001 ; 7 : 679-85.

25. Zeller HG, Deubel V, Murgue B. West Nile : un regain de circulation dans le bassin méditerranéen et une émergence inattendue en Amérique du Nord. *Virologie* 2001 ; 5 : 409-17.

26. Perra A, Zientra S, Murgue B, Zeller H, Hars J, Mathieu B, Lagneau C, Gloaguen C, Thill E, *et al.* La surveillance du virus West Nile en France en 2001. *BEH* 2002 ; 33 : 161-3.

27. Petersen LR, Marfin AA. West Nile virus : a primer for the clinician. *Ann Intern Med* 2002 ; 137 : 173-9.

28. Weiss D, Carr D, Kellachan J,Tan G, Phillips M, Bresnitz E, *et al.* Clinical findings of West Nile virus infection in hospitalized patients, New York and New Jersey, 2000. *Emerg Infect Dis* 2001 ; 7 : 654-8.

29. Solomon T, How Ooi M, Beasley DWC, Mallewa M. West Nile encephalitis. *Br Med J* 2003 ; 326 : 865-9.

30. Hubalek Z. Comparative symptomatology of West Nile virus. *Lancet* 2001 ; 358 : 254-5.

31. Sejvar J. *New emerging clinical syndromes in human*. New Orleans : Conference on West Nile virus in the United States, February 9-11, 2003.

32. Leport C, Janowski M, Brun-Vezinet F, Rouzioux C, Rodhain F, Vildé JL. Méningo-myélo-encéphalite à virus West Nile : intérêt des dosages d'interféron dans les encéphalites primitives. *Ann Med Interne* 1984 ; 135 (6) : 460-3.

33. Nash D, Mostashari F, Fine A, Miller J, O'Leary D, Murray K, *et al.* The outbreak of West Nile virus infection in the New York city area in 1999. *N Engl J Med* 2001 ; 344 : 1807-14.

V
Prévention et traitement

Actualités des risques viraux chez les soignants

Élisabeth BOUVET

Service des maladies infectieuses et tropicales, Hôpital Bichat, 46, rue Henri-Huchard, 75018 Paris, France

Les personnels soignants représentent une cible potentielle pour beaucoup d'agents infectieux dont les patients peuvent être porteurs. La proximité avec les patients infectés et potentiellement contagieux lors des soins est un facteur de risque de transmission de certains virus qui peuvent être transmis par voie respiratoire ou par contact.

L'infection transmise au personnel soignant est considérée comme une infection nosocomiale par le CTIN et les comités de lutte contre l'infection nosocomiale (CLIN) des établissements hospitaliers. En conséquence, des programmes de prévention doivent être mis en place dans les hôpitaux par les CLIN auxquels participent maintenant réglementairement les médecins du travail. Le CHSCT doit aussi se préoccuper de ce risque.

À coté des risques de transmission liés aux accidents d'exposition au sang (AES) dont la connaissance est ancienne et la prévention bien organisée, et la transmission respiratoire d'autres virus connus, on identifie de nouveaux risques liés à des agents viraux nouveaux ou inoculés volontairement par une vaccination.

Des mesures de prévention de ces risques connus et nouveaux doivent être définies, mises en œuvre et faire l'objet d'une information et d'une formation des personnels qui doivent être prêts à les assumer. Celles-ci comportent des mesures organisationnelles, des mesures d'hygiène et éventuellement une prévention vaccinale ou chimiothérapique.

Les virus transmis par exposition au sang chez les soignants

Le risque d'infection par le VIH chez les soignants

Le risque d'infection par le VIH chez les soignants est maintenant bien connu. Il survient après exposition au sang, essentiellement par piqûre, beaucoup plus rarement lors d'un contact cutanéo-muqueux ou lors d'une coupure Les facteurs de risque de transmission ont été mis en évidence par des études de cohortes et par l'étude multicentrique internationale réalisée par les CDC [1]. On sait donc que ce risque augmente en cas de piqûre profonde, avec une aiguille creuse contenant du sang, lorsque le matériel vulnérant est un dispositif placé directement dans un vaisseau, et si le patient source est un patient infecté par le VIH ayant une charge virale élevée. Le taux de transmission moyen après piqûre au contact d'un patient VIH + est de 0,32 %. Après contact cutanéo-muqueux, ce risque est de 0,04 %, donc dix fois moindre. Beaucoup d'efforts ont été faits dans les hôpitaux pour diminuer ce risque en réduisant le risque d'AES. Par ailleurs, on sait que l'administration d'un traitement antirétroviral dans les heures qui suivent l'accident et pendant une durée de 4 semaines réduit encore le risque de transmission d'un facteur 5. En France, on recense 13 cas de contamination VIH prouvée et 42 cas possibles depuis le début de l'épidémie de SIDA. Cependant, il n'y a pas eu de cas de séroconversion professionnelle VIH depuis 1997 en France malgré une surveillance active des expositions potentiellement contaminantes et une indemnisation des soignants victimes [2]. On peut donc en conclure que les efforts de prévention et la chimioprophylaxie ont été efficaces vis-à-vis de ce risque.

Néanmoins, à l'étranger plusieurs cas de contamination récents avec des virus résistants ont été rapportés. Aux États-Unis, 57 cas de contaminations professionnelles prouvées ont été rapportées depuis 1981 [3]. La plupart on été rapportés avant 1996, c'est-à-dire avant l'ère des HAART. Cependant, même si le risque peut être diminué par la baisse de la charge virale dans le sang des patients infectés grâce aux traitements, il peut paradoxalement être rehaussé par la présence de virus résistants chez le patient source. C'est ainsi qu'un cas de contamination avec un virus multirésistant a été décrit en 1999 aux États-Unis malgré une prophylaxie comportant 3 antiviraux instituée dans les 2 heures suivant l'accident [3]. Un autre cas équivalent a été publié en Italie. L'incertitude concernant l'efficacité de la prophylaxie post-exposition doit conduire à insister sur la prévention des AES en milieu de soins. L'autre conséquence est qu'il faut prendre en compte le profil de résistance du virus des patients sources dans le traitement post-exposition.

Le risque de contamination par le VHB

Le risque de contamination par le VHB justifie la vaccination des soignants et des élèves médecins et infirmières par le vaccin contre l'hépatite B. Cette vaccination est obligatoire en France. Ce risque existe lorsque le soignant n'est pas immunisé contre le VHB, soit par vaccination, soit par infection naturelle et que le patient est porteur de l'antigène HBs. Le risque est maximal lorsque le patient est aussi porteur de l'antigène HBe.

Le taux de transmission après piqûre a été estimé à 30 % en cas d'antigène HBe positif et de 2 à 5 % en cas d'antigène HBe négatif.

Ce taux de transmission très élevé, beaucoup plus élevé que pour le VIH ou le VHC, est expliqué par la concentration très élevée de virus dans le sang des patients (de plusieurs millions à plusieurs milliards de copies). L'accident d'exposition au sang peut être très minime et passé inaperçu par le soignant [4].

Paradoxalement, alors que le risque nosocomial d'infection par le VHB chez les professionnels de santé est reconnu depuis longtemps et considéré comme très important, il existe très peu de données récentes sur l'épidémiologie de l'infection par le VHB en France. En particulier, il n'existe pas de surveillance nationale des contaminations professionnelles par le VHB, contrairement à ce qui existe pour le VIH et le VHC.

Les contaminations professionnelles par le VHB en France chez le personnel de santé sont devenues très rares depuis la généralisation de la vaccination. Celle-ci est apparue en France en 1982 et a été rendue obligatoire par la Loi en 1991. La couverture vaccinale estimée par différentes études est supérieure à 90 % chez les soignants en France. Elle est proche de 100 % chez les étudiants infirmiers et les étudiants en médecine tandis que, chez les soignants plus âgés, en particulier les médecins et les chirurgiens, elle est inférieure. Actuellement, le nombre de cas de contaminations professionnelles recensés par la Sécurité sociale et par la Médecine du travail de l'AP/HP est inférieure à 10 par an alors qu'elle était de 1 250 par an avant 1980, donc avant la vaccination et serait de l'ordre de 250 dans les hôpitaux de Paris selon les mêmes sources. Cependant, ces données ne permettent pas de distinguer les infections chroniques découvertes fortuitement ou lors d'un AES chez un soignant non vacciné ou non répondeur des infections aiguës. Elles ne renseignent pas sur le statut vaccinal des patients. On ne connaît donc pas la fréquence des hépatites B survenues chez des sujets vaccinés non répondeurs à la vaccination. Avant sa généralisation, les professions les plus à risque étaient représentées par les techniciens d'hémodialyse, les personnels de laboratoire puis les infirmières des services d'hémodialyse et de réanimation. Tous les personnels ayant un contact possible avec le sang des patients sont concernés par le risque de contamination par le VHB. En 1987, les CDC ont estimé à environ 12 000 le nombre de soignants infectés par le VHB dans l'année dans le cadre de leur activité professionnelle aux États-Unis, dont 700 à 1 200 deviendront porteurs chroniques. Aux États-Unis, toujours en 1987, il y aurait eu 200 à 300 décès chez des soignants dus à une infection par le VHB contractée lors de l'exercice professionnel [4].

Le risque de contamination par le VHC est moins connu

Le taux de transmission après exposition au sang est intermédiaire entre celui du VIH et du VHB, de l'ordre de 1,8 %. Il est plus élevé lorsque la PCR VHC chez le patient source est positive. Il n'existe pas de prophylaxie post-exposition. Les facteurs de risque de transmission sont moins bien connus en dehors de la positivité de la PCR VHC chez la personne source. Une étude cas-témoins a été entreprise par le GERES au niveau européen comparant 60 cas de contamination bien documentés après AES à 204 témoins, exposés au VHC mais non suivis de séroconversion. Certains facteurs ne semblent pas influencer le risque de contamination : port de gants, association avec VIH ou VHB. En revanche, on retrouve une association entre le risque de contamination et la quantité de sang transmise lors de l'accident ainsi qu'avec la charge virale. De manière surprenante, les individus de sexe masculin seraient plus à risque de séroconversion après accident que les femmes en étude multivariée [5]. Vis-à-vis de ce risque, des recommandations de suivi ont été édictées par le ministère de la Santé de façon à pouvoir traiter précocement les cas de contamination, ce qui augmente les chances de guérison.

Les virus transmis par voie respiratoire : un risque classique

Le virus varicelle-zona (VZV)

Les soignants réceptifs sont à risque de développer une varicelle en cas d'exposition. Celle-ci peut être grave comme le sont plus souvent les varicelles chez l'adulte. Les mesures de prévention comportent l'identification des cas de varicelle, le dépistage des soignants réceptifs à l'embauche en l'absence d'antécédents cliniques de varicelle, et plus particulièrement ceux qui travaillent dans des services de cancérologie et d'hématologie pédiatrique et leur éviction des soins en cas de varicelle ou bien, mieux, la vaccination. Celle-ci pourrait concerner les soignants réceptifs (< 5 %). Ce vaccin efficace est malheureusement encore indisponible en France pour cette population [6].

Quant à la prophylaxie post-exposition, elle peut être proposée aux personnes exposées accidentellement (contact proche avec un patient atteint de varicelle ou de zona non traité dans les 24 heures du début de l'éruption). Les immunoglobulines humaines spécifiques ne sont pas disponibles en France ; l'aciclovir est efficace et peut être administré pendant 5 jours en commençant une semaine après l'exposition. Le vaccin en post-exposition est lui aussi efficace à condition d'être administré dans les 3 jours post-exposition.

Le virus de la grippe et autres virus respiratoires

Les soignants jouent un rôle important dans la transmission du virus grippal lors des épidémies de grippe dans les établissements hospitaliers. Habituellement, les soignants ne sont pas victimes de formes graves car ils n'appartiennent pas aux groupes à risque. Cependant, les personnes âgées s'immunisent plus difficilement après vaccination. La protection des soignants par la vaccination est donc une mesure fondamentale dans la prévention de la grippe chez les personnes âgées. La transmission d'autres virus respiratoires est souvent due en grande partie au personnel de soins qui véhicule les particules infectantes d'un patient à un autre essentiellement par manuportage.

Il existe de nouveaux risques viraux pour les soignants

Pendant l'épidémie de SRAS

Pendant l'épidémie de syndrome respiratoire aigu sévère (SRAS), qui a sévi dans le monde entre novembre 2002 et juin 2003, le nombre de soignants atteints a été particulièrement élevé. Dans la synthèse faite par l'InVS dans le *BEH* le 3 juin 2003 [7], on estime que le personnel de santé a représenté entre 22 et 41 % des cas notifiés à Hong Kong et Singapour, respectivement. À Hanoi, sur les 63 cas recensés, 36 (57 %) concernaient des soignants. Le principal mode de transmission du coronavirus responsable s'effectue par voie respiratoire de personne à personne. Cependant, il a été montré aussi que l'environnement pourrait jouer un rôle dans la transmission. Dans l'épidémie de Toronto, 2 vagues épidémiques se sont succédées [8]. La première qui a touché 260 patients a concerné 22 personnels de santé, la deuxième de 129 cas n'a atteint que 3 personnels de santé. La différence entre ces 2 vagues épidémiques réside dans la formation et la prise de conscience du personnel qui, averti du risque, a pris des précautions renforcées et en particulier a limité le contact direct avec les patients, limité les risques d'exposition aux produits biologiques des patients (vomissements, expectoration...), a minimisé les procédures comportant un risque de contact avec les gouttelettes, diminué le temps de présence dans les chambres, porté des doubles paires de gant, des masques de protection respiratoire. Toutes ces mesures visaient à diminuer les contacts entre le personnel et les produits biologiques provenant des patients. L'analyse des cas démontre que la rationalisation de la gestion des contacts entre les patients et le personnel grâce à l'analyse des voies possibles de transmission du virus : voie aérienne d'abord, contact direct des mains avec les fluides biologiques émanant des patients ensuite, peut permettre de limiter, voire supprimer le risque de transmission lors des soins. Ceci met en évidence, d'une part, l'intérêt et l'efficacité de l'analyse épidémiologique des cas qui permet de comprendre les voies de transmission et, d'autre part, la nécessité d'une formation accélérée des soignants grâce aux hygiénistes intervenant sur place.

Les agents viraux du bioterrorisme

D'autres virus peuvent être transmis aux soignants. Il s'agit en particulier des virus des fièvres hémorragiques qui touchent régulièrement les travailleurs de santé qui prennent soin des cas dans les épidémies d'Ebola ou de Marburg. La létalité de ces épidémies est souvent élevée (supérieure à 50 %). Les spécialistes de la défense américains ont considéré que ces virus pourraient être utilisés comme arme biologique et provoquer des épidémies importantes dont les soignants pourraient être des victimes. L'attitude des soignants dans la mise en œuvre de mesures barrières et d'isolement autour des cas est un point très important dans la défense vis-à-vis de ce risque. Les mesures comportent : une hygiène rigoureuse des mains avant et après le port d'une double paire de gants en utilisant des solutions antiseptiques, le port de surblouses imperméables et de protection des jambes et des chaussures ; l'utilisation de masques et de lunettes de protection, l'utilisation dans chaque chambre de matériels dédiés, l'accès restreint aux chambres des patients suspects ou atteints [9].

Le virus de la vaccine

Le risque potentiel d'utilisation à des fins terroristes du virus de la variole, toujours disponible dans certains laboratoires dans le monde, a conduit les autorités politiques et sanitaires des États-Unis puis de la plupart des pays européens à proposer de vacciner les personnels de santé sur la base du volontariat. Le vaccin est fabriqué avec la vaccine, virus proche du virus de la variole. Ce vaccin vivant entraîne des effets secondaires assez fréquents. Après inoculation, il existe constamment une réaction locale évoluant d'une papule à une vésicule, puis une pustule, qui se recouvre de croutes puis une cicatrice. Les risques sont de deux ordres : d'une part, des extensions plus ou moins importantes de l'infection vaccinale : vaccine progressive, eczema vaccinatum, kératite, vaccine généralisée, favorisées par le déficit imminutaire ou l'inoculation dans des sites inappropriés et, d'autre part, les encéphalites post-vaccinales dont l'étiologie exacte est mal connue et qui touche 2,9 à 12,3 personnes vaccinées sur 1 million [10]. Son pronostic est très grave ; il n'existe pas de traitement. La fréquence est plus élevée chez les primo-vaccinés. Le taux de décès post-vaccinal rapporté en 1968 aux États-Unis était de 1 par million, principalement lié aux encéphalites post-vaccinales (létalité = 25 %). La gravité de ces effets secondaires et leur relative fréquence pour un vaccin doit conduire à respecter strictement les contre-indications à la vaccination. Les conditions pathologiques suivantes représentent des contre-indications absolues : grossesse, déficit immunitaire, corticothérapie ou traitement immunosuppresseur, eczéma ou dermatite atopique, maladies chroniques cutanées et conjonctivales ainsi que le contact familial avec une personne atteinte d'une de ces maladies. Le taux de personnes exemptées pour raisons médicales était proche de 40 % dans le premier programme américain, dont la moitié pour contact familial à risque.

La multiplicité des risques d'exposition à des agents viraux chez les soignants mérite une vigilance particulière, des programmes de formation et d'information et une implication particulière de ces personnels dans la gestion de ce type de risque. Elle fait appel à un renforcement des pratiques d'hygiène et à la mise en œuvre de mesures d'isolement strict dans un délai court. Des politiques de vaccination doivent aussi être envisagées. L'avenir proche nous dira si les événement récents sont accidentels ou inaugurent une ère nouvelle d'épidémies virales inédites.

RÉFÉRENCES BIBLIOGRAPHIQUES

1. Cardo DM, Culver DH, Cieselski CA, *et al.* A case-control study of HIV seroconversion in health care workers after percutaneous exposure. *N Engl J Med* 1997 ; 337 : 1485-90.
2. Lot F, Migueres B, Yazdanpanah Y, Tarantola A, Abiteboul D, Domart M, Bouvet E. Séroconversions professionnelles par le VIH et le VHC chez le personnel de santé en France, le point au 30 juin 2001. *BEH* 2002 ; n° 12 : 49-51.
3. Do AN, Ciesielski CA, Metler RP, Hammett TA, Li J, Fleming PL. Occupationally acquired human immunodeficiency virus (HIV) infection : national case surveillance data during 20 years of the HIV epidemic in the United States. *Infect Control Hosp Epidemiol* 2003 ; 24 : 86-96.
4. Bouvet E. Transmission nosocomiale de l'hépatite B. *Med Mal Infect* 2003 ; 33 (suppl) : 42-5.
5. Yazdanpanah Y, De Carli G, Migueres B, Campins M, Colombo C, Thomas T, Deuffic S, Tarantola A, Abiteboul D, Deny P, Pol S, Puro V, Bouvet E. *Risk factors for hepatitis C virus (HCV) seroconversion in health care workers (HCWs).* Chicago : ICAAC, 2003 : 772 (poster V493).

6. Nettlemann MD, Schmid M. Controlling varicella in the health care setting : the cost effectivness of using varicella vaccine in healthcare workers. *Infect Control Hosp Epidemiol* 1997 ; 18 : 405-11.
7. Paquet C, Quatresous I, Barboza P, Brindel P. L'épidémie de syndrome respiratoire aigu sévère (SRAS) dans le monde. *BEH* 2003 ; n° 24-25 : 109-11.
8. Poutanen SM, Low DE, Henry B, Finkelstein S, Rose D, *et al.* Identification of severe acute respiratory syndrome in Canada. *N Engl J Med* 2003 ; 348 (20) : 1995-2005.
9. Borio L, Inglesby T, Schmaljohn AL, Hugues JM, Jahrling PB, *et al.* Hemorragic fever viruses as biological weapons : medical and public health management. *JAMA* 2002 ; 287 : 2391-405.
10. Bartlett J, Borio L, Radonovich L, Mair JS, O'Toole T, Mair M, Halsey N, Grow R, Inglesby TV. Smallpox vaccination in 2003 : key information for clinicians. *Clin Infect Dis* 2003 ; 36 : 883-902.

Antiviraux des infections virales émergentes

Xavier DUVAL[1], Charles CAULIN[2]

[1] *Service des Maladies Infectieuses et Tropicales, Hôpital Bichat-Claude Bernard, 46, rue Henri-Huchard, 75877 Paris Cedex 18, France*
[2] *Service de Médecine Interne, Hôpital Lariboisière, 2, rue Ambroise-Paré, 75475 Paris Cedex 10, France*

Maladies virales émergentes

Si l'existence d'agents infectieux invisibles au microscope optique, traversant les filtres en porcelaine, et responsables d'affections transmissibles en série touchant tout aussi bien l'homme (la rage), les végétaux (mosaïque du tabac), et les animaux (fièvre aphteuse) a été reconnue dès la fin du XIXe siècle, l'identification des premiers virus n'a été faite qu'au milieu du XXe siècle. Depuis lors, plus de 200 espèces pathogènes pour l'homme ont été identifiées [1].

Les épidémies, *a fortiori* lorsqu'elles sont causées par des maladies émergentes, connaissent des médiatisations extrêmes et font resurgir le spectre des grands fléaux sanitaires du passé et le lourd tribut payé par l'humanité. Certaines ont touché les générations les plus proches : la grippe espagnole de 1918 qui, en deux années, a infecté la moitié du globe et tué 20 à 50 millions d'individus [2] ; l'infection par le VIH qui aurait déjà à son compte, 20 ans après son identification, plus de 22 millions de décès, et qui poursuit son invasion.

Si l'immunothérapie active antivirale que fut la vaccination antivariolique a été découverte dès la fin du XVIIIe siècle, il faudra attendre les années 1960-1970 pour voir apparaître les premiers antiviraux efficaces (araA en 1977, aciclovir en 1985), c'est-à-dire près d'un demi-siècle après la mise au point des premiers antibiotiques. Depuis lors, des progrès considérables ont été accomplis en matière de chimiothérapie antivirale, en particulier dans le domaine des antiviraux dirigés contre le VIH, certains des *herpesviridae*. Les moyens de lutte contre les virus restent cependant bien moins développés que la chimiothérapie antibactérienne. Cela tient au parasitisme viral intracellulaire absolu, à l'intégration de leur matériel génétique à celui de la cellule cible. De ce fait, la culture du virus implique une co-culture de la cellule permissive.

Les 30 dernières années nous ont montré qu'à côté de syndromes infectieux identifiés depuis des siècles, pouvaient émerger des maladies non identifiées, prenant le caractère de véritables épidémies. Ces maladies virales émergentes peuvent correspondre à plusieurs phénomènes bien distincts.

• **Naissance d'une nouvelle maladie** dont l'agent causal est entièrement nouveau ou jusque-là inconnu (fièvre de Lassa en 1969, rotavirus en 1973, fièvre Ebola en 1976-1977, parvovirus B19 en 1975, infection par le VIH en 1981-1983, syndrome pulmonaire aigu à hantavirus en 1993, HHV8 en 1994, coronavirus du SRAS en 2003...).

• **Identification d'une maladie qui existait sans pouvoir être jusque-là diagnostiquée** (HTLV en 1980, HHV6 en 1986, hépatite E en 1988, hépatite C en 1989...).

• **Ré-émergence de maladies anciennement connues :** maladies virales auparavant rares devenant plus fréquentes (méningo-encéphalite à virus West-Nile), maladies presque disparues qui retrouvent leur importance (variole et monkeypox), maladies changeant de gravité ou de présentation (fièvre hémorragique de Crimée-Congo), maladies dont le lieu géographique habituel se modifie (dengue, fièvre de la vallée du Rift, encéphalite à virus Nipah, West-Nile responsable aux États-Unis de 4 000 cas et de 250 décès en 2002).

L'émergence de ces maladies est bien souvent la conjonction de plusieurs phénomènes : changement de l'hôte ou de son écosystème, rapprochement physique d'espèces jusque-là normalement séparées, déplacement de sujets non immuns en zone d'endémie ou, inversement, introduction de sujets infectieux dans une population n'ayant jamais été en contact, sélection d'un polymorphisme existant, modifications génétiques témoins de la dynamique des génomes (mutations, échanges génétiques) permettant aux micro-organismes d'envahir des hôtes différents de leurs hôtes habituels (passage d'espèce), de résister aux défenses immunitaires (spontanées ou post-vaccinales), aux antiviraux.

Dans le contexte géopolitique actuel, le caractère émergent d'un phénomène infectieux peut faire redouter un acte malveillant et une possible manipulation de l'agent infectieux : (1) augmentation de la virulence ; (2) insertion de facteurs de résistance aux médicaments (mutation sur le génome, gène...) ; (3) adjonction de facteurs d'immunosuppression.

L'émergence, pour être diagnostiquée, nécessite : (1) que des modes de surveillance épidémiologique (systèmes d'alerte nationaux et internationaux) soient développés ; (2) que l'infection soit remarquable par sa morbidité et/ou sa mortalité inattendue, et sa symptomatologie inhabituelle.

Antiviraux des maladies virales émergentes

L'utilisation d'antiviraux lors de la survenue d'infections virales émergentes n'est qu'un des éléments de leur prise en charge : identifier les cas, interrompre la chaîne de transmission, réduire le réservoir infectieux [2]. La situation est théoriquement différente selon qu'il s'agit de l'éclosion d'une nouvelle entité ou de la résurgence d'une maladie préalablement connue dont on peut espérer posséder déjà une thérapeutique antivirale.

Le caractère émergent de certaines maladies infectieuses particulièrement contagieuses impose une réaction immédiate pragmatique, loin des stratégies théoriques de développement des médicaments. L'identification de l'agent infectieux viral est un pré-requis à la découverte d'un agent antiviral efficace. Cette découverte sera facilitée par l'identification de cellules ou des lignées cellulaires permissives à la réplication virale *in vitro* autorisant un travail fondamental parallèle. Les choix en matière de thérapeutique antivirale vont tout naturellement se porter dans un premier temps vers les molécules préalablement connues comme efficaces sur des virus présentant des analogies de structure, de pouvoir pathogène, ou responsables de maladies de présentation sémiologique voisine. La connaissance du génome, l'identification des récepteurs cellulaires et des mécanismes d'entrée du virus, la connaissance des protéines nécessaires au cycle de réplication et leurs structures dans l'espace vont permettre d'identifier les étapes capitales à la pathogénie du virus et celles qui pourraient être la cible d'une chimiothérapie [3, 4]. De telles recherches doivent être effectuées dans des laboratoires de très haute sécurité de type P4, dès lors qu'elles concernent des agents responsables chez l'homme de maladies graves et qu'elles représentent un danger sérieux pour le personnel et la collectivité.

La mise au point, quand elle est possible, de modèles animaux, va permettre de tester l'efficacité antivirale des molécules utilisées seules, ou en association, ou des stratégies thérapeutiques associant des médicaments antiviraux à des interventions visant à compenser les processus pathologiques associés.

Dans ces situations d'urgence dans lesquelles il faut sauver des vies humaines, la lutte contre l'ennemi inconnu se fait bien souvent par tâtonnements. Dans la situation toute récente du SRAS, les traitements proposés ont été tout d'abord les antibiotiques à action intracellulaire quand l'hypothèse d'une infection à *Chlamydia* a été soulevée. Alors que l'alerte internationale était donnée par l'OMS le 12 mars 2003, les chercheurs évoquaient alors un agent viral, successivement un virus grippal aviaire, un métapneumovirus, un paramyxovirus puis finalement un coronavirus, virus à ARN de grande taille jusque-là responsable chez l'homme d'infection bénigne des voies aériennes supérieures [5]. Aux antibiotiques succédaient dans un premier temps les antigrippaux (oseltamivir, zanamivir) ; puis, par analogie avec le virus respiratoire syncytial (VRS), paramyxovirus à ARN responsable de pneumopathie, la ribavirine était proposée [6]. Les études *in vitro* et les résultats *in vivo* devaient secondairement faire abandonner cet antiviral en raison de son faible niveau d'inhibition et de l'absence de bénéfice clinique observée dans les premières analyses rétrospectives des séries de patients traités [7]. Le Kaletra®, inhibiteur de la protéase du VIH, était testé chez certains patients avec une certaine efficacité : il réduirait la gravité et la durée de la symptomatologie respiratoire et des symptômes généraux [8]. À ce jour, aucun antiviral n'a fait la preuve de son efficacité *in vitro* ou *in vivo*.

Pourtant, l'histoire montre bien que, comparativement à la rapidité d'extension de certaines épidémies, les délais nécessaires pour identifier un antiviral et prouver son efficacité clinique sont souvent importants. La situation rencontrée dans le cadre de la fièvre de Lassa en est un bon exemple. Le premier cas survenait chez une sage-femme au Nigeria en 1969, entraînant son décès ainsi que celui de plusieurs membres de l'équipe médicale et paramédicale. L'isolement du virus était rapidement réalisé au prix de deux contaminations de laboratoire dont une mortelle. Dix années plus tard, Jahrling rapportait l'efficacité de la ribavirine après inoculation expérimentale du virus Lassa à des macaques (6 des 10 macaques non traités décédaient alors que les 8 traités survivaient) [9]. En 1986, McCormick, au cours d'une épidémie de fièvre de Lassa en Sierra Leone, montrait l'efficacité de la ribavirine, analogue de la guanosine, administrée en intraveineuse (5 % de décès chez les patients traités dans les 6 jours suivant les premiers symptômes contre 50 % chez les non traités), la supériorité d'un traitement précoce, et il identifiait l'intensité de la virémie comme un facteur prédictif de l'évolution [10].

Peut-on anticiper, peut-on prévoir ?

De toute évidence, il existe dans ces situations épidémiques inattendues une incompatibilité entre l'urgence à proposer des antiviraux efficaces et le temps nécessaire au développement d'un médicament adapté. Mais n'y a-t-il pas moyen d'être mieux armé quand surviendront ces futures maladies émergentes qui ne manqueront pas de survenir ?

Il faudrait tout d'abord améliorer nos moyens de détection de ces infections nouvelles, en développant les systèmes sentinelles existant à l'échelle de la planète, afin d'accélérer à la fois la détection et l'identification de l'agent causal. Il faudrait, par ailleurs, probablement renforcer les recherches visant à comprendre les relations entre les micro-organismes et leurs écosystèmes, les mécanismes de pathogénie des virus y compris pour les plus inoffensifs, ainsi que le développement d'agents antiviraux. Ces recherches devraient concerner non seulement les virus responsables d'infections chez l'homme mais aussi ceux présents dans le monde animal et végétal.

Les informations que nous avons pu recueillir nous apprennent que peu de recherches concernant les maladies virales émergentes sont actuellement entreprises par les industriels du secteur pharmaceutique. Quand elles le sont, ces recherches font le plus souvent l'objet d'un partenariat entre de grands groupes pharmaceutiques internationaux et des structures de recherches fondamentales universitaires ou des structures de type industriel spécialisées dans le *screening* des composés chimiques.

L'histoire de l'épidémie de SRAS laisse paradoxalement entrevoir une lueur d'espoir : si l'extension géographique rapide de cette maladie a profité incontestablement de la mondialisation des migrations humaines favorisée par les transports aériens, la mondialisation de l'information a permis quant à elle la mobilisation des compétences mondiales, la reconnaissance relativement rapide de l'épidémie, la mise en commun des avancées scientifiques, l'identification dans des délais extrêmement brefs de l'agent infectieux, et la proposition rapide d'initiation d'essais cliniques internationaux pour tester l'efficacité de la ribavirine, de l'interféron. Elle a montré à quel point les mesures rudimentaires de santé publique (isolement des cas et des contacts...) qui, pour certaines, entravaient les libertés individuelles, avaient permis de contrôler cette épidémie.

RÉFÉRENCES BIBLIOGRAPHIQUES

1. Huraux JM, Agut H, Nicolas JC, Peigue-Lafeuille H. *Traité de virologie médicale.* Agence Universitaire de la Francophonie. Paris : Éditions ESTEM, 2003.
2. Haut Comité de la Santé publique. *Infections virales aiguës, importées, hautement contagieuses et leur prise en charge.* Collection avis et rapports, décembre 2001. Paris : Éditions ENSP, 2001.
3. Anand K, Ziebuhr J, Wadhwani P, Mesters JR, Hilgenfeld R. Coronavirus main proteinase (3CLpro) structure : basis for design of anti-SARS drugs. *Science* 2003 ; 300 : 1763-7.
4. Charrel RN, de Lamballerie X. Arenaviruses other than Lassa virus. *Antiviral Res* 2003 ; 57 : 89-100.
5. Ksiazek TG, Erdman D, Goldsmith CS, Zaki SR, Peret T, Emery S, Tong S, Urbani C, Comer JA, Lim W, Rollin PE, Dowell SF, Ling AE, Humphrey CD, Shieh WJ, Guarner J, Paddock CD, Rota P, Fields B, DeRisi J, Yang JY, Cox N, Hughes JM, LeDuc JW, Bellini WJ, Anderson LJ, SARS Working Group. A novel coronavirus associated with severe acute respiratory syndrome. *N Engl J Med* 2003 ; 348 : 1953-66.
6. Institut de Veille Sanitaire. Syndrome respiratoire aigu sévère. *BEH* 2003 ; 24-25 : 109-16.
7. Lew TW, Kwek TK, Tai D, Earnest A, Loo S, Singh K, Kwan KM, Chan Y, Yim CF, Bek SL, Kor AC, Yap WS, Chelliah YR, Lai YC, Goh SK. Acute respiratory distress syndrome in critically ill patients with severe acute respiratory syndrome. *JAMA* 2003 ; 290 : 374-80.
8. Clinical management workshop on SARS. Hong-Kong, Chine, 13-14 juin 2003.
9. Jahrling PB, Hesse RA, Eddy GA, Johnson KM, Callis RT, Stephen EL. Lassa virus infection of rhesus monkeys : pathogenesis and treatment with ribavirin. *J Infect Dis* 1980 ; 141 : 580-9.
10. McCormick JB, King IJ, Webb PA, Scribner CL, Craven RB, Johnson KM, Elliott LH, Belmont-Williams R. Lassa fever. Effective therapy with ribavirin. *N Engl J Med* 1986 ; 314 : 20-6.

VI
Fièvres hémorragiques virales, Ebola

Ebola : un virus endémique en Afrique Centrale ?

Marie-Claude GEORGES-COURBOT[1], Éric LEROY[2], Hervé ZELLER[1]

[1] *Centre National de Référence des Fièvres Hémorragiques Virales, Unité de Biologie des Infections virales émergentes, Centre de Recherche Mérieux Pasteur de Lyon (CRMPL), Laboratoire P4 Jean Mérieux, 21, avenue Tony Garnier, 69365 Lyon Cedex 07, France*
[2] *Centre International de Recherche médicale de Franceville, Gabon*

En 1976, un nouveau filovirus très proche mais cependant différent du virus de Marburg identifié neuf ans plus tôt en Europe, est isolé pour la première fois chez des patients lors d'une épidémie de fièvre hémorragique en République démocratique du Congo (RDC), ex-Zaïre, à Yambuku [1]. Ce virus sera appelé Ebola du nom d'une rivière proche de la zone d'épidémie. Ebola a été, à la même période, à l'origine d'une autre épidémie de fièvre hémorragique au Soudan à Nzara et à l'hôpital de Marindi proche de Nzara [2]. Ces épidémies se caractérisent, (comme les épidémies suivantes) par un fort taux de mortalité (88 % parmi 318 cas au Zaïre et 53 % de 284 cas au Soudan) associé à un taux élevé de transmission nosocomiale. Les études (à la fois biologiques et génétiques) montrent que les souches isolées au Zaïre et au Soudan représentent des sous-types différents appelés respectivement Ebola Zaïre et Ebola Soudan.

À part un cas isolé au Zaïre à Tandala en 1977, et une petite épidémie (de nouveau à Nzara) au Soudan en 1979, le virus va rester silencieux en Afrique jusqu'en 1994. Pendant cette période, de nombreuses enquêtes épidémiologiques ont lieu en Afrique Centrale, dans les populations humaines, mais également dans de nombreuses espèces animales à la recherche du réservoir de virus et mettent en évidence la présence d'anticorps par immunofluorescence chez l'homme en République Centrafricaine, au Gabon et au Cameroun [3-6].

En 1994, le virus Ebola est à nouveau isolé d'une patiente contaminée en Côte d'Ivoire lors de la réalisation de l'autopsie d'un chimpanzé trouvé mort dans la forêt Taï ; l'animal appartenait à un groupe de chimpanzés dans lequel une mortalité anormale était observée de manière récurrente. Un nouveau sous-type, dont c'est le seul isolat, est identifié et baptisé Ebola Côte d'Ivoire [7]. Le virus est également mis en évidence (par microscopie électronique) dans les produits d'autopsie du chimpanzé.

À la même époque, une épidémie de fièvre hémorragique éclate au nord-est du Gabon ; l'alerte est donnée par l'hôpital régional de Makokou où les patients en provenance de trois villages d'orpailleurs, Minkebe, Andock et Mekouka (situés à plus de 100 km de Makokou et accessibles seulement par pirogue) sont parvenus malades ou moribonds. Cette épidémie (qui a concerné au moins 44 sujets avec un taux de létalité de 64 %) va durer jusqu'en mars 1995. À cette occasion, une circulation simultanée des virus Ebola et de la fièvre jaune a été observée [8]. Les habitants de la zone d'origine de l'épidémie ont rapporté la présence à la même époque de cadavres de grands singes sans que celle-ci ait pu être clairement authentifiée [8].

Toujours en 1995, une épidémie est survenue à Kikwitt au Zaïre (315 patients dont 255 morts) [9]. Cette épidémie survenant vingt ans après les épidémies initiales dans une grande ville de 200 000 habitants ne fut identifiée comme étant due au virus Ebola que 4 mois après le cas initial survenu en janvier. L'intervention en mai d'une équipe internationale associée à l'équipe zaïroise a permis d'enrayer l'épidémie qui cessa à la mi-juillet.

En 1996, le virus Ebola a ré-émergé à deux reprises au Gabon [8]. En février 1996, l'attention des autorités sanitaires avait été attirée par l'arrivée simultanée à l'hôpital de Makokou de plusieurs patients venus en pirogue du village de Mayibout avec un tableau de fièvre hémorragique. Plusieurs patients étaient décédés en cours de voyage et leurs corps avaient été rapatriés par la même voie vers Mayibout où ils furent enterrés sans précautions particulières. Les examens sérologiques pratiqués dès le lendemain sur les patients arrivés vivants permirent aux chercheurs du Centre International de Recherche Médicale de Franceville (CIRMF) de mettre en évidence une infection par le virus Ebola, et une équipe fut rapidement envoyée dans le village pour enrayer l'épidémie. L'enquête épidémiologique a permis de montrer que l'épidémie était secondaire au découpage d'un chimpanzé trouvé mort par de jeunes adolescents. L'épidémie a concerné au total 31 patients dont 18 cas primaires en rapport direct avec le chimpanzé avec un taux de létalité de 68 %. Début octobre 1996, le virus fut isolé de patients hospitalisés à Booué à 120 km au sud-ouest de Makokou : cette nouvelle épidémie a concerné 60 sujets et s'est accompagnée d'un taux de mortalité de 70 %. Les enquêtes épidémiologiques vont permettre de relier l'origine de l'épidémie à un chasseur décédé de fièvre hémorragique virale dans un campement proche de Booué fin août. Là encore les informations recueillies font état de décès de grands singes à la même époque, et du virus est mis en évidence par le CDC d'Atlanta dans une biopsie de peau réalisée sur un chimpanzé trouvé mort en juillet non loin de cette zone. Le virus va être exporté par un médecin malade évacué sur Johannesburg en Afrique du Sud fin octobre 1996 où il contaminera une infirmière qui décèdera. Au Gabon, l'épidémie va durer jusqu'en mars 1997, atteignant la capitale Libreville. Les analyses génétiques de virus isolés des trois épidémies gabonaises, ainsi que de celle de Kikwit, montrent que toutes ces épidémies sont dues au virus Ebola de type Zaïre et que les différences entre les différentes souches sont très faibles [10].

Mi-octobre 2000, une nouvelle épidémie qui progressait à bas bruit depuis le 30 août est identifiée en Ouganda [11]. Elle va entraîner une mobilisation très forte d'une équipe nationale qui, aidée par une équipe internationale, va enrayer rapidement l'épidémie grâce à une lutte basée sur la recherche active des cas suspects ou confirmés et leurs contacts. Elle va être facilitée par la mise en route par le CDC d'Atlanta d'un laboratoire local de diagnostic permettant de confirmer ou d'infirmer rapidement les cas suspects. Cette épidémie moins meurtrière que les quatre précédentes (53 % de mortalité) est due au sous-type Ebola Soudan et a touché 425 patients. Nous rapportons dans cet article quelques données concernant une nouvelle épidémie d'Ebola survenue au Gabon fin 2001.

Anamnèse de l'épidémie 2001-2002

Mi-novembre 2001, les autorités sanitaires gabonaises sont alertées par l'annonce de 4 cas suspects de fièvre hémorragique survenus dans le district sanitaire de la Zadié dans la province de l'Ogoué Ivindo, dans une zone située à l'est de celle des épidémies de 1994-1995 et de février 1996. Dans le même temps, la presse gabonaise rapporte la survenue d'un nombre anormalement élevé de décès inexpliqués chez les animaux sauvages de la même région. Des investigations préliminaires sont lancées auxquelles participent des membres du Ministère de la Santé gabonais, de l'Organisation Mondiale de la Santé et du Centre International de Recherche Médicale de Franceville (CIRMF), et des échantillons médicaux prélevés le 30 novembre chez deux patients suspects (l'un à l'hôpital régional de Makokou et l'autre au centre de santé de Mékambo) et envoyés au laboratoire de haute sécurité du CIRMF. Ils vont permettre de porter le diagnostic d'infection à virus Ebola, par mise en évidence du virus par RT-PCR et antigène capture Elisa.

Suite à cette confirmation, le ministère Gabonais de la Santé Publique et de la Population (MSPP) accepte l'offre d'assistance de l'OMS (Genève) à cette épidémie. L'alerte est donnée par celle-ci aux membres du réseau international de la *Global Outbreak Alert and Response Network* avec appel à l'aide de volontaires du réseau pour assistance dans l'épidémie.

Le 11 décembre, une équipe internationale coordonnée par l'OMS arrive à Libreville. Elle est constituée de membres de l'OMS (Genève, et Afro) ainsi que de membres du réseau *Global Outbreak Alert and Response Network* (Institut Pasteur, MSF-Belgique...).

Le jour même, le ministère déclare officiellement l'épidémie. Dès cette date, les rapports font état de 12 cas suspects dont 10 mortels [12].

Un plan d'action de lutte contre l'épidémie est discuté et mis en place au cours de différentes réunions menées entre les autorités gabonaises et leurs partenaires nationaux et internationaux à Libreville. Afin d'aider sur le terrain les services de santé régionaux, une équipe composée d'experts quitte Libreville pour Makokou le 14 décembre.

Organisation de la lutte

Après une rencontre avec le directeur régional de la Santé, il est décidé de mettre en place deux sites de lutte contre l'épidémie, un à Makokou et l'autre à Mékambo. La prise en charge des patients à Makokou sera réalisée par l'équipe médicale locale qui a déjà acquis une expérience de la prise en charge des patients Ebola au cours des épidémies gabonaises précédentes. Devant l'absence de cas cliniques à l'hôpital de Makokou, l'équipe venue de Libreville décide de porter son action vers la sous-préfecture de Mekambo, épicentre de l'épidémie où elle s'installe dès le lendemain.

Stratégie de lutte et répartition des tâches

Très rapidement, en collaboration avec les professionnels de santé publique nationaux, une stratégie de contrôle de l'épidémie fut établie et les rôles et responsabilités des différents partenaires définis. La lutte contre l'épidémie va être basée sur le schéma classique (mis en place à Kikwit en 1995 et à Gulu en Ouganda en 2000) et qui avait permis de stopper l'épidémie associant : (1) la recherche active des cas ; (2) suivie de leur hospitalisation ; (3) la recherche et le suivi des contacts par visite journalière pendant les 21 jours suivant le dernier contact avec un patient ou un suspect ; (4) la sensibilisation et l'éducation de la population. Une définition des cas cliniques suspects, probables ou confirmés, est établie, proche de celle qui avait été retenue lors de l'épidémie précédente en Ouganda.

L'équipe internationale était responsable de la surveillance épidémiologique en coordination avec les épidémiologistes gabonais, avec un pôle à Mékambo et un autre à Makokou. L'équipe initiale a été rapidement renforcée d'épidémiologistes en provenance d'Épicentre, d'EPIET *(European Programme for Intervention Epidemiology Training)* du PHLS (*Public Health Laboratory Service, Communicable Disease Surveillance*, Centre situé à Londres), du Service de Santé du Canada et du CDC d'Atlanta *(Center for Disease Control and Prevention)*, ainsi que de collègues gabonais. Un bulletin épidémiologique a été édité quotidiennement.

La prise en charge de patients fut assurée par le service de Santé des armées dans la ville de Mékambo et par une équipe médicale civile de l'hôpital à Makokou qui avait déjà eu à gérer ce type d'épidémie dans le passé. Ils ont été aidés dans leur tâche par des spécialistes de MSF-Belgique et du CDC d'Atlanta.

La logistique fut apportée par l'OMS, MSF-Belgique, le service de Santé militaire gabonais, le CIRMF et la CEE. L'approvisionnement en matériel, la mise en place des structures d'isolement hospitalières, la formation du personnel hospitalier furent assurés par le service de santé des armées et MSF-Belgique. L'hygiène et l'assainissement étaient pris en charge par le Ministère de la Santé gabonais avec l'appui de MSF-Belgique.

La sensibilisation et l'information ont été assurées par différents intervenants, équipes épidémiologiques et Croix Rouge gabonaise, cependant que la prise en charge psycho-sociale était coordonnée par le Ministère des Affaires Sociales avec l'aide de la Croix Rouge gabonaise.

Le diagnostic biologique et les recherches viro-immunologiques étaient assurées par le CIRMF, cependant que la recherche du réservoir du virus était faite en collaboration avec ECOFAC (projet Conservation basé à proximité dans le parc national d'Odzala au Congo), ainsi qu'en février 2002 avec une équipe du *National Institute for Virology* de Johannesburg.

Passée la frontière entre le Gabon et le Congo, du côté congolais, une équipe composée d'épidémiologistes et d'un microbiologiste congolais étaient responsables de la surveillance épidémiologique et de la prise en charge des patients. Ils étaient aidés dans leur tâche par des membres de l'équipe internationale basée à Mékambo qui les rejoignaient chaque jour sur le terrain.

Mise en place de la structure d'accueil des malades à l'hôpital

Mekambo est une petite ville de moins de 11 000 habitants située au nord-est du Gabon et à l'est de la zone où avaient eu lieu les épidémies de 1994 et début 1996. C'est le chef-lieu du département de la Zadié à l'intérieur de la province de l'Ogoué Ivindo. La ville est équipée d'un centre de santé « très rustique », avec un chirurgien, une maternité et du personnel infirmier, sans eau courante ni latrines. Enfin, celui-ci ne disposait pas d'ambulance.

Après mise en place d'un système d'eau courante décontaminée à l'eau de javel et d'un groupe électrogène pour la faire fonctionner, une structure d'isolement a pu être rapidement rendue opérationnelle (coordination entre MSF-Belgique et le Service de Santé des Armées gabonaises). Elle comprenait deux zones balisées séparées, l'une pour les suspects et l'autre pour les cas confirmés, selon le schéma mis en place à Gulu *(Figures 1* et *2)*. Parallèlement, une structure d'isolement du même type a été mise en place à Makokou dans l'ancien Hôpital des Grandes endémies.

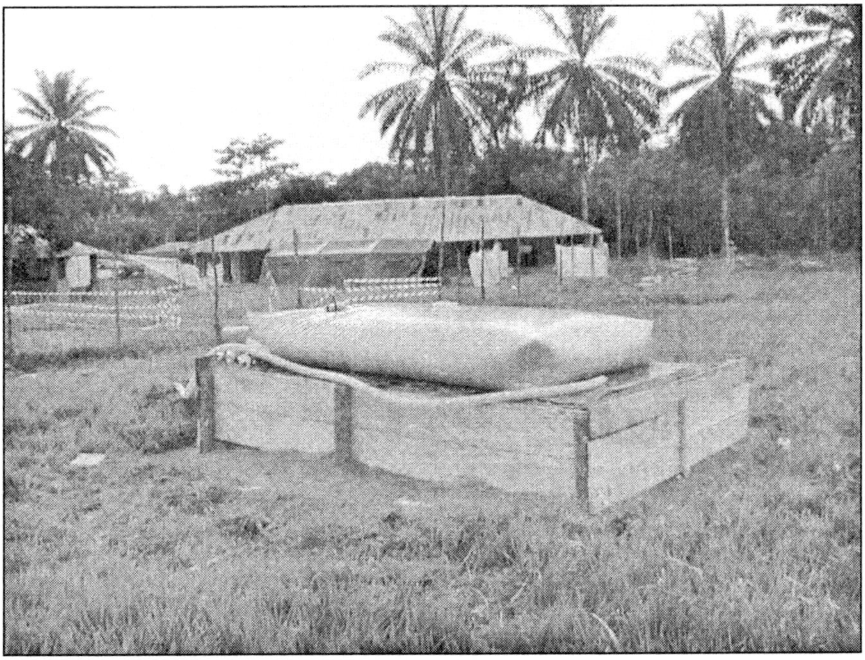

Figure 1. Hôpital de Mékambo (département de la Zadié, province de l'Ogooué-Ivindo, Gabon). Installation d'une zone d'isolement avec adduction d'eau pour les patients suspects d'infection par le virus Ebola.

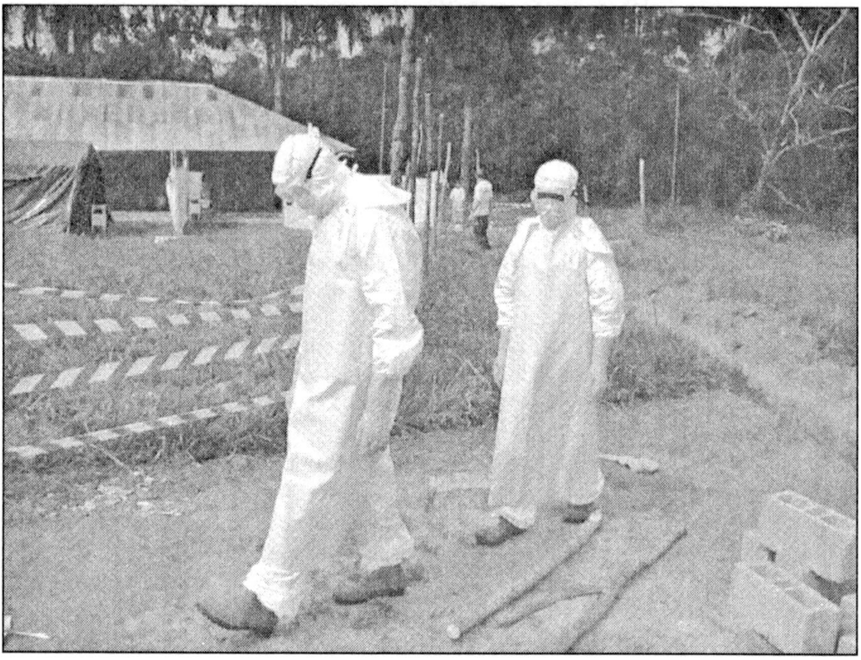

Figure 2. Entrée du personnel soignant avec l'équipement de protection préconisé suite aux épidémies Ebola antérieures dans la zone d'isolement de l'hôpital de Mékambo.

La mise en place d'une structure d'isolement au Congo fut reportée car à l'arrivée des équipes plusieurs facteurs plaidaient pour une mise en place différée : (1) le nombre de cas était très faible ; (2) il n'y avait pas de personnel infirmier formé ; (3) les zones touchées étaient des villages très éloignés de la ville la plus proche ; et (4) ne disposant ni d'eau ni d'électricité.

Surveillance épidémiologique

La surveillance a commencé rapidement et a été d'emblée étendue non seulement au Gabon mais aussi au Congo où la rumeur publique avait fait état de cas de fièvres hémorragiques. Elle fut initialement focalisée sur les villages où des cas suspects avaient été déclarés, visant à identifier les contacts des malades et les nouveaux cas. Une fois identifiés, les contacts étaient quotidiennement suivis selon les modalités décrites plus haut (notion de 21 jours – durée maximale d'incubation – après le dernier contact avec un malade).

Il apparaît que les différents cas, à ce moment du début de l'épidémie, étaient localisés sur un axe nord-est/sud-ouest qui suit la route rejoignant Mbomo au Congo à Mékambo au Gabon *(Figure 3)*. La surveillance va ensuite devenir prospective avec recherche de nouveaux cas anciens ou actuels non déclarés, et s'étendre à tous les villages de cet axe routier en le prolongeant jusqu'à Makokou au sud-ouest de Mékambo.

Les enquêtes vont révéler rapidement que cette épidémie est très différente des autres épidémies observées jusque-là au Gabon et en Afrique en général, car

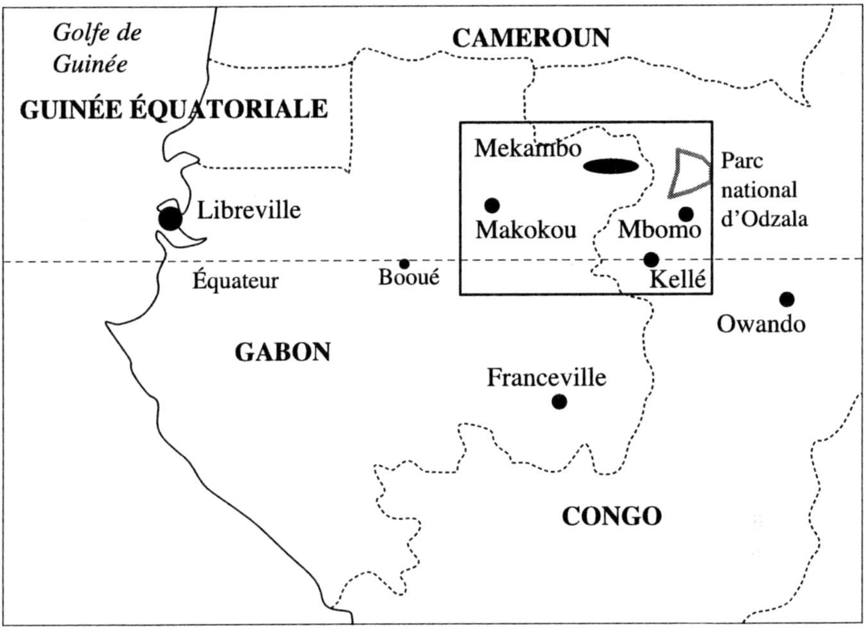

Figure 3. Zone géographique de l'épidémie Ebola 2001-2002.

à l'arrivée de l'équipe de renfort, il y déjà eu trois introductions indépendantes du virus.

La première a eu lieu en octobre 2001 dans le village de Mendemba et a été responsable du plus grand nombre de cas avec transmissions familiales mais aussi nosocomiales à l'hôpital de Mékambo puis de Makokou. La source initiale de l'infection semblerait liée à une activité de chasse. Aurait été évoqué comme source éventuelle un ongulé, le céphalophe bleu ou *Cephalophus monticola*, animal fréquemment rencontré dans la zone. Tous les cas observés à l'hôpital de Makokou ont eu pour origine une transmission nosocomiale hospitalière à partir de cette chaîne épidémiologique. Le virus fut introduit à l'hôpital lors de l'hospitalisation d'une infirmière contaminée à Mékambo (lors de soins aux patients de brousse) et d'un jeune enfant successivement hospitalisé à Mékambo à proximité d'un cas puis à Makokou. Au Congo, la majorité des cas observés résulte de transmission par des patients gabonais venus soit consulter un « nganga » sorte de tradipraticien local, ou une mission religieuse très active ou tout simplement leur famille. La frontière est très virtuelle entre les deux pays pour les habitants qui sont souvent de même ethnie et apparentés et passent très facilement à pied de part et d'autre pour rendre visite à leur famille. Malgré l'annonce officielle de la fermeture de la frontière entre Gabon et Congo, les passages ont continué de se faire de part et d'autre sans difficulté pendant l'épidémie. Au Congo, une introduction liée au dépeçage de gorille trouvé « mort » dans la forêt est relatée. Le séquençage partiel des souches de deux patient de cette chaîne de transmission montre qu'il s'agit toujours, comme lors des épidémies gabonaises précédentes, du sous-type Ebola Zaïre [13].

Une deuxième émergence du virus a eu lieu dans un village gabonais, Ekata. Elle a touché deux patients (dont un survivant) n'ayant eu aucun contact avec les patients de la première chaîne épidémiologique. Elle serait due à un contact avec une antilope *Cephalophus dorsalis* le 25 novembre. Une troisième émergence a eu lieu le 26 novembre dans le village congolais d'Oloba, suite à un contact de chasseur avec un gorille malade. Cette dernière chaîne épidémique fut très limitée. Une quatrième introduction du virus a lieu le 18 décembre sur l'axe routier situé au nord-ouest de Mékambo. Elle a été révélée brutalement par l'annonce du décès de 3 patients le 1er janvier dans les villages de Ekatangaye et Imbong. Elle concernait 4 chasseurs qui avaient descendu d'un arbre puis découpé (pour le ramener au village et le manger) un gorille trouvé mort ou moribond. Elle fera elle aussi moins de victimes que la première chaîne.

Début février, la rumeur fit état de cas suspects avec de nombreux décès dans trois villages très isolés dans la zone de Kellé au Congo [14]. L'investigation sera très difficile et tardive, mais permettra de confirmer le diagnostic au laboratoire, elle répertoriera 25 cas dont 23 mortels. L'origine de l'infection de ces cas n'a pas été établie.

Un nouveau *cluster* de patients fut détecté au nord de Mékambo à la fin de la troisième semaine de mars suite au découpage d'un gorille trouvé mort.

Évolution de l'épidémie

Le dernier décès au Congo a été rapporté le 18 mars dans la région de Kéllé et au Gabon le 19 mars. Le 6 mai, 42 jours après ce dernier décès, les autorités gabonaises ont déclaré la fin de l'épidémie. Celle-ci a été responsable de 65 cas confirmés (dont 53 fatals) au Gabon et pour le Congo de 57 cas confirmés, soit 32 cas (dont 20 mortels) dans le district de Mbomo, et 25 cas (dont 23 mortels) dans le district de Kellé (*Communicable disease surveillance and response*, rapport du 9 avril 2002).

Fort heureusement, comme lors des épidémies précédentes gabonaises, il n'y a pas eu d'explosion de l'épidémie (de type Kikwit au Zaïre ou Gulu en Ouganda), peut-être grâce à la faible densité de population des zones touchées. La propagation s'est faite à l'intérieur des familles et de leur entourage, et il n'y a pas eu d'exportation vers les grandes villes. Les transmissions hospitalières ont cessé dès que les mesures prophylactiques usuelles (une fois le diagnostic connu) ont été appliquées.

Les difficultés rencontrées au cours de cette épidémie

Deux difficultés majeures ont été rencontrées au cours de cette épidémie. D'une part, le comportement des habitants qui, au fur et à mesure de l'évolution, ont supporté de plus en plus mal les visites journalières des contacts dans les villages par des étrangers (Blancs ou Noirs d'ailleurs). Cette réaction a plusieurs origines possibles : peur d'être montré du doigt par le reste du village, refus d'admettre l'existence de l'épidémie d'Ebola, peur de l'isolement à l'hôpital, fatalité, etc. Elle va entraîner une hostilité croissante envers les équipes étrangères, se traduisant par des menaces verbales, l'apparition de bâtons ou de machettes, la mise en place de barrages sur les routes, etc. Cette hostilité a déclenché une sensation d'insécurité pour les équipes impliquées dans le contrôle de l'épidémie qui décidèrent de quitter la zone de Mékambo mi-janvier et de se redéployer sur Makokou et Libreville.

L'autre difficulté fut la prise en charge des patients en structures d'isolement. En effet, les familles acceptaient très mal l'hospitalisation des malades suspects ou confirmés, allant jusqu'à taire leur existence ou les cacher. Là aussi les motifs invoqués étaient complexes : (1) inutilité au plan individuel d'une hospitalisation puisqu'il n'existait pas de traitement spécifique efficace ; (2) éloignement de la structure familiale, ce qui posait des problèmes de soutien logistique au malade (cuisine, linge...) ; (3) refus d'inhumation hors du village d'origine ; (4) manque de « civisme », les populations n'étaient pas préoccupées par des mesures destinées à rompre la chaîne de transmission ; et, enfin (5) rôle d'une certaine presse apportant des pseudo-informations à caractère sensationnel, et à fort impact sur les populations crédules.

Une autre difficulté fut liée à la particularité de cette épidémie où plusieurs introductions différentes de virus ont eu lieu par des activités de chasse. Un des messages de sensibilisation, comme l'arrêt de la chasse, en particulier celle des singes, passe très mal dans une population où la viande de brousse est la principale source de protéines et où aucune alternative n'est proposée.

Quelles leçons tirer de cette épidémie

Après une arrivée fracassante en Afrique, au Soudan et au Zaïre en 1976, le virus Ebola était resté silencieux pendant près de 15 ans. Mais, depuis 1994, Ebola a ré-émergé et les épidémies se sont succédées sur le continent africain : Côte d'Ivoire 1994, Gabon 1994-1995, Gabon 1996 (2 épidémies), Ouganda 2000-2001, et, de nouveau, Gabon (4e épidémie en 2001) avec extension au Congo voisin avec pour fait inhabituel plusieurs introductions de virus identifiées.

Ebola serait-il devenu endémique au nord-est du Gabon, ainsi qu'au nord du Congo tout proche ? L'apparition en juin 2002, à peine deux mois après la déclaration de la fin de l'épidémie, de nouveaux cas impossibles à confirmer et liés au contact avec un chimpanzé trouvé mort, toujours dans la même zone frontière Oloba-Ekata, vient malheureusement apporter des arguments à cette possibilité [15].

Le rôle du singe dans la chaîne de transmission du virus dans la zone (même s'il n'est pas le réservoir car il est aussi sensible que l'homme à la maladie), semble indiscutable alors que celui des céphalophes reste énigmatique. Une épizootie étendue dans le temps et dans l'espace chez les grands primates s'est déclarée dans cette zone frontière entre Gabon et Congo, mais aucun élément n'a permis jusqu'à présent de remonter au réservoir potentiel du virus. Le gouvernement gabonais vient d'interdire la chasse du singe à l'issue de cette dernière épidémie. Mais cette mesure sera difficile à passer, la propension à tuer et manger du singe dans des populations qui en sont très friandes ne disparaîtra pas de sitôt. Une autre constatation est que, malgré les trois épidémies survenues au Gabon entre 1994 et 1997, le pays n'était pas réellement prêt à réagir rapidement, puisqu'il a fallu un mois et demi après les premiers cas pour que le diagnostic soit réalisé et l'épidémie reconnue.

Une sensibilisation profonde de toute la population doit être faite. Elle doit commencer par le personnel soignant médical, infirmier ou agent de santé, qui doit être informé des signes de la maladie, afin d'éviter des retards dans l'identification et une multiplication des cas. Ils doivent également être informés des précautions à prendre pour éviter la propagation des cas et équipés du matériel de préventions de base. La sensibilisation doit également être faite au niveau des autorités du pays en commençant par les chefs de quartiers, de villages et de cantons qui sont en général très écoutés au niveau des villages, mais aussi du personnel enseignant. Enfin, une information de la population générale est très importante, car beaucoup de sujets ne croient encore pas en la responsabilité du virus Ebola dans les morts des différentes épidémies : ils parlent de vampires, de sorciers, d'envoûtements... Seule une prise de conscience profonde de la réalité du problème par la population et sa mobilisation peuvent limiter les risques s'il s'avérait qu'Ebola était réellement devenu endémique au Gabon.

Remerciements
Nous voudrions citer tous nos collègues, qui ont participé sur le terrain à nos côtés à la lutte contre cette épidémie, du Ministère de la Santé Publique du Gabon et du Congo, de l'OMS, du Service de Santé des armées gabonaises, de la Croix Rouge, du CIRMF, de Médecins sans frontières, d'Épicentre, du PHLS de Londres, du CDC d'Atlanta et de Santé Canada que nous ne pouvons tous nommer.

Cet article a été publié en 2002 dans la revue *Médecine Tropicale*, vol. 62, p. 295-300.

RÉFÉRENCES BIBLIOGRAPHIQUES

1. Johnson KM, Lange JV, Webb PA, Murphy FA. Isolation and partial characterisation of a new virus causing acute haemorrhagic fever in Zaire. *Lancet* 1977 ; 1 : 569-71.
2. OMS-World Health Organization. Ebola haemorrhagic fever in Sudan, 1976. Report of a World Health Organization International Study Team. *Bull WHO* 1976 ; 56 : 247-70.
3. Saluzzo JF, Gonzalez JP, Hervé JP, Georges AJ, Johnson KM. Preliminary note on the presence of antibodies to Ebola virus in the human population in the eastern part of the Central African Republic. *Bull Soc Pathol Exot Filiales* 1980 ; 73 : 238-41.
4. Ivanoff B, Duquesnoy P, Languillat G, Saluzzo JF, Georges A, Gonzalez JP, McCormick J. Haemorrhagic fever in Gabon. I. Incidence of Lassa, Ebola and Marburg viruses in Haut-Ogooue. *Trans R Soc Trop Med Hyg* 1982 ; 76 : 719-20.
5. Bouree P, Bergmann JF. Ebola virus infection in man : a serological and epidemiological survey in the Cameroons. *Am J Trop Med Hyg* 1983 ; 32 : 1465-6.
6. Meunier DM, Johnson ED, Gonzalez JP, Georges-Courbot MC, Madelon MC, Georges AJ. Current serologic data on viral hemorrhagic fevers in the Central African Republic. *Bull Soc Pathol Exot Filiale* 1987 ; 80 : 51-61.
7. Le Guenno B, Formenty P, Wyers M, Gounon P, Walker F, Boesch C. Isolation and partial characterisation of a new strain of Ebola virus. *Lancet* 1995 ; 345 : 1271-4.

8. Georges AJ, Leroy EM, Renaut AA, Benissan CT, Nabias RJ, Ngoc MT, Obiang PI, Lepage JP, Bertherat EJ, Benoni DD, Wickings EJ, Amblard JP, Lansoud-Soukate JM, Milleliri JM, Baize S, Georges-Courbot MC. Ebola hemorrhagic fever outbreaks in Gabon, 1994-1997 : epidemiologic and health control issues. *J Infect Dis* 1999 ; 179 (suppl 1) : S65-75.
9. Anonymous. Outbreak of Ebola viral hemorrhagic fever-Zaire. *MMWR* 1995 ; 44 : 381-2.
10. Georges-Courbot MC, Sanchez A, Lu CY, Baize S, Leroy E, Lansout-Soukate J, Tevi-Benissan C, Georges AJ, Trappier SG, Zaki SR, Swanepoel R, Leman PA, Rollin PE, Peters CJ, Nichol ST, Ksiazek TG. Isolation and phylogenetic characterization of Ebola viruses causing different outbreaks in Gabon. *Emerg Infect Dis* 1997 ; 3 : 59-62.
11. Anonymous. Outbreak of Ebola hemorrhagic fever Uganda, August 2000-January 2001. *MMWR* 2001 ; 9 : 73-7.
12. Anonymous. Ebola Gabon. *WER* 2001 : 76 : 389.
13. Leroy EM, Souquière S, Rouquet P, Drevet D. Re-emergence of ebola haemorrhagic fever in Gabon. *Lancet* 2002 ; 359 : 712.
14. Anonymous. Ebola Gabon Congo (update). *WER* 2001 : 77 : 97.
15. Anonymous. Suspected haemorrhagic fever syndrome, Gabon. *WER* 2001 : 77 : 213.

Le point sur le laboratoire de haute sécurité P4 Jean-Mérieux à Lyon

Marie-Claude GEORGES-COURBOT, Christophe LECULIER, Thierry VALLET, Vincent DEUBEL

Centre de Recherche Mérieux-Pasteur à Lyon, Laboratoire P4 Jean-Mérieux, 21, avenue Tony-Garnier, 69365 Lyon Cedex 07, France

Le Laboratoire P4 Jean-Mérieux à Lyon a bénéficié de tous les progrès technologiques et est devenu une référence dans l'élaboration des nouveaux laboratoires P4. Il se présente sous la forme d'un parallélépipède rectangle, reposant sur six piliers et comporte trois niveaux, à savoir une zone technique supérieure, une zone technique inférieure et la zone P4 hébergeant les zones de confinement. Ces éléments sont désolidarisés, évitant ainsi d'éventuelles déformations. Les zones P4 reposent sur une dalle de béton, tandis que le plancher technique supérieur est suspendu à la structure métallique de la toiture. La zone P4 comporte trois modules de travail en confinement : deux laboratoires indépendants et une animalerie permettant d'abriter des rongeurs et des primates en condition P4. Chaque module est équipé d'un autoclave double entrée au fonctionnement régi par automates. Les effluents aqueux contaminés sont additionnés de décontaminant chimique et récoltés dans deux cuves de 1 000 litres à fonctionnement alterné régi par automate. L'ensemble des zones de confinement est maintenu en permanence en dépression par un système d'air neuf, avec filtration absolue de l'air entrant et de l'air extrait. Les locaux sont fermés hermétiquement, les murs, le sol et le plafond forment une coquille étanche. Un maximum de précautions sont prises pour assurer la sécurité du personnel et de l'environnement : redondance des systèmes d'extracteurs d'air ; automatisation des autoclaves et des cuves de stérilisation des effluents ; redondance et système de secours sur l'air respirable alimentant les scaphandres ; système de gestion technique centralisée avec une surveillance 24 h/24 de toutes les installations pouvant présenter un danger pour la sécurité ou la santé publique ; accès strictement contrôlé au laboratoire, etc. Le laboratoire P4 a un double rôle, de diagnostic des agents pathogènes de type P4 et de recherche. L'animalerie de type A4 présente une opportunité unique pour les études physiopathologiques et vaccinales de ces agents. Trois Unités de recherche résidantes de l'IFR 128 pilotées par l'INSERM ont pour le moment accès à ce laboratoire. En outre, le P4 Jean-Mérieux a une vocation de laboratoire d'accueil pour des équipes extérieures ayant besoin de manipuler les agents pathogènes de type P4. Depuis les attentats du 11 septembre 2001, les systèmes de surveillance ont été encore développés. L'Unité de Biologie des Infections Virales Émergentes qui est une équipe de l'Institut Pasteur de Paris en a la Direction scientifique et se charge de la formation du personnel scientifique dans le laboratoire P4.

Historique

La construction du laboratoire P4 Jean-Mérieux est la réalisation d'un projet du Docteur Charles Mérieux. Il permet aux chercheurs d'effectuer des recherches et des études sur des micro-organismes pathogènes de classe 4, dans un laboratoire de haute sécurité adapté à la recherche sur ce type de micro-organismes et bénéficiant de tous les progrès technologiques. Le laboratoire P4 a été construit et est actuellement exploité par la Fondation Mérieux. Il a été bâti sur le site de Gerland de l'ancien Institut Pasteur (21, avenue Tony-Garnier, 69365 Lyon Cedex 07) à proximité de l'École Normale Supérieure. Il fait partie du Centre d'Étude et de Recherche en Virologie et Immunologie (CERVI), créé en janvier 1999. Le CERVI est lui-même englobé dans l'IFR 128 (Institut Fédératif de Recherche Biosciences Lyon Gerland), piloté par l'INSERM, créé début 2003.

Définition des laboratoires de haute sécurité

Les laboratoires de haute sécurité P4 (Pathogènes de classe 4) ou BSL-4 *(Biosafety level 4)* sont destinés à la manipulation d'agents dangereux et responsables d'affections à fort taux de mortalité et contre lesquels il n'existe pas de traitement ni de prévention efficaces, et souvent transmissibles de personne à personne. Parmi ces agents figurent un certain nombre de virus hautement pathogènes appartenant à différentes familles : Arénavirus (Virus Lassa, Machupo, Guanarito, Junin, et Sabia), Filovirus (Virus Ebola et Marburg), Nairovirus (Virus de la fièvre hémorragique Congo-Crimée ou CCHF), Hantavirus (Virus Sin Nombre et Andès), Henipavirus (Virus Nipah et Hendra), Poxvirus (Virus de la variole).

Ces laboratoires doivent également servir à manipuler les pathogènes nouvellement rencontrés avant qu'ils ne soient réellement caractérisés, ou lorsque des études sur de nouvelles espèces animales doivent être réalisées.

Les laboratoires de haute sécurité doivent répondre à un double impératif : protéger les chercheurs contre tous les risques d'infection, et assurer une protection totale de l'environnement. Ceci peut être réalisé de deux manières : (1) ou bien toutes les manipulations d'agents pathogènes sont réalisées à l'intérieur d'un poste de sécurité microbiologique de type 3 (PSM3), sorte de boîte à gants étanche équipée d'un système d'extraction d'air muni d'un filtre absolu HEPA connecté à un système d'extraction indépendant du bâtiment ; c'est le système le plus répandu dans le monde, mais qui limite sérieusement le nombre de manipulations possibles ; (2) ou bien le manipulateur est à l'intérieur d'un scaphandre en pression positive ventilé par un système protégé par des filtres HEPA, les agents pathogènes étant manipulés dans un poste de sécurité microbiologique de type 2 (PSM2). Quel que soit le système de confinement adopté, PSM3 ou scaphandre, l'air qui entre et sort du laboratoire est filtré à travers des filtres HEPA. Tous les effluents potentiellement contaminés doivent être décontaminés par un procédé à la fois chimique et thermique validé. Un autoclave à double entrée est disponible pour décontaminer tous les déchets sortant du P4.

Actuellement, les laboratoires P4 sont peu nombreux dans le monde et plus particulièrement les P4 équipés de scaphandre. Les plus importants sont situés : aux États-Unis, au CDC d'Atlanta *(Centers for Disease Control)*, et au centre de recherche médicale sur les maladies infectieuses de l'armée des États-Unis (*United States Army Medical Research Institute of Infectious Diseases*, USAMRIID) à Fort Detrick dans le Maryland, à Johannesburg en Afrique du Sud, en Europe au Karolinska Institute à Stockholm et en Russie à Novosibirsk.

Le laboratoire P4 Jean-Mérieux a bénéficié pour sa réalisation des plus récents progrès technologiques de l'industrie nucléaire et représente un modèle du genre pour les laboratoires P4 du XXIe siècle.

Description du laboratoire P4 Jean-Mérieux *(Figure 1)*

Organisation

Le laboratoire P4 se situe sur un site comprenant trois structures différentes : le laboratoire Marcel-Mérieux, la tour INSERM CERVI (l'ensemble correspondant à l'ancien Institut Pasteur) et le P4 lui-même. Le laboratoire P4 correspond à un concept nouveau très différent du concept habituel de type blockhaus construit habituellement, et basé sur la transparence. Il se présente sous la forme d'une structure de verre et d'acier surplombant le laboratoire Marcel-Mérieux, et comporte trois niveaux : une zone technique 1 au niveau supérieur, une zone technique 2 au niveau inférieur et la zone P4.

Un bâtiment annexe abrite un laboratoire P3 très sécurisé et le poste de contrôle des laboratoires P3 et P4.

Structure

Les zones P4 reposent sur une dalle de béton, tandis que le plancher technique supérieur est suspendu à la structure métallique de la toiture. De ce fait, ces éléments sont désolidarisés, évitant ainsi d'éventuelles déformations des zones P4 en cas de contraintes en toiture (neige par exemple). Des manchettes souples (type utilisé dans l'industrie nucléaire) sont mises en place sur les circuits de ventilation afin d'éviter les contraintes sur les canalisations correspondantes.

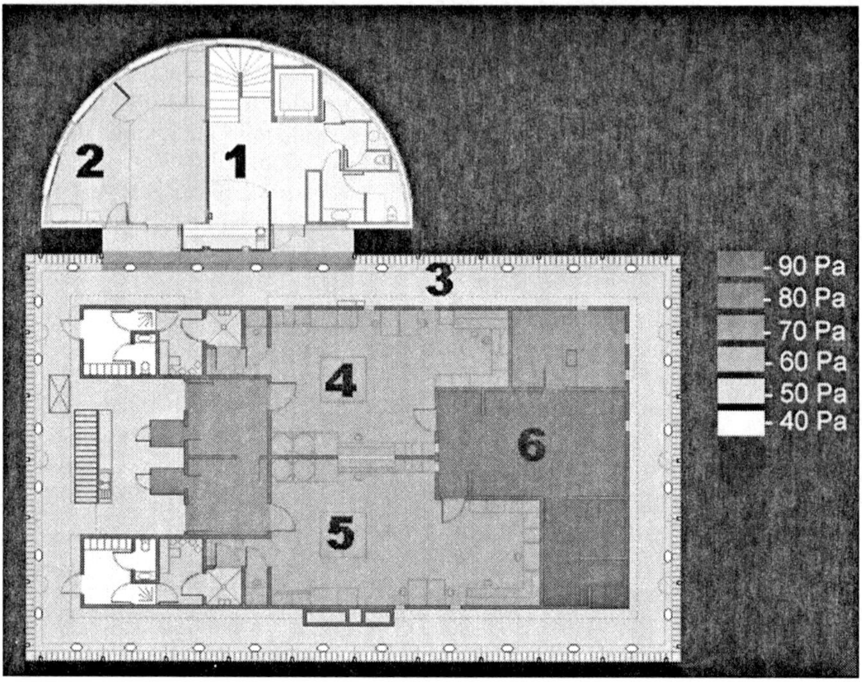

Figure 1. Le laboratoire P4 Jean-Mérieux.

Zone technique 1

La zone technique 1 située au niveau supérieur du P4 assure le fonctionnement du laboratoire. Elle regroupe les trois centrales d'air (une pour chaque zone) afin de maintenir la dépression et assurer le traitement de l'air entrant et sortant, les automatismes d'alimentation des douches de décontamination avec la réserve d'eau nécessaire, le chauffage et la climatisation des locaux, et les automatismes de fonctionnement des portes étanches.

Zone technique 2

La zone technique 2 située au niveau inférieur comprend le dispositif de traitement des effluents aqueux, le système de production d'air respirable, le système d'alimentation en eau et les locaux techniques pour l'électricité (transformateur, onduleurs, TGBT). Les compresseurs d'air respirable alimentent les scaphandres grâce à un réseau de distribution auquel sont connectés des tuyaux d'alimentation répartis dans toute la zone P4.

Zone P4

Les zones P3 et P4 comportent un couloir circulaire permettant une visualisation des différentes zones du laboratoire de confinement P4 par l'intermédiaire de hublots. L'accès à cette zone n'est accessible qu'après un contrôle d'accès par badge magnétique sécurisé.

Le laboratoire P4 proprement dit comprend trois modules de travail (deux laboratoires indépendants et une animalerie commune) ainsi que les locaux afférents. L'ensemble est maintenu en permanence en dépression par un système d'air neuf, avec filtration absolue de l'air entrant et de l'air extrait.

Les deux laboratoires P4 (nord et sud), indépendants, ont des surfaces de l'ordre de 60 à 70 m^2. Chacun de ces laboratoires est en contact, d'une part, avec un sas de décontamination au formol qui contient les autoclaves double entrée et, d'autre part, avec une salle de douche chimique. Celle-ci est en communication avec le sas scaphandre, la salle de douche personnelle et le sas vestiaire.

L'animalerie comprend un local pour les manipulations des animaux, une grande salle d'hébergement et une salle d'autoclave. La salle d'hébergement contient quatre enceintes étanches en acier aux portes en Plexiglas équipées d'un système de filtration d'air HEPA en dépression par rapport à la salle. Chaque enceinte comporte quatre cages étanches pouvant héberger des primates ou des rongeurs. Les cages de rongeurs sont elles-mêmes équipées de capots filtrants. Les cages sont sous surveillance vidéo de jour comme de nuit, 7 jours sur 7. La salle d'hébergement est reliée aux laboratoires sud et nord par des portes étanches à joints gonflants.

Les locaux sont fermés hermétiquement, les murs, le sol et le plafond forment une coquille étanche. Des tests d'étanchéité de chaque zone sont réalisés régulièrement. Les cloisons et le plafond sont constitués de panneaux de 12 cm d'épaisseur recouverts d'un épais panneau d'acier.

Le système de fermeture hermétique des portes s'effectue par des joints gonflants alimentés par le circuit d'air comprimé. Ces portes sont équipées d'un système de verrouillage automatique qui assure la mise en pression du joint après fermeture. Deux portes adjacentes ne peuvent être ouvertes en même temps. Les passages des fluides et câbles sont restreints au minimum nécessaire. Le risque de dissémination par retour dans les tuyauteries des fluides entrant dans le laboratoire (azote, CO_2, air respirable) n'est pas envisageable car tous ces réseaux sont en surpression par rapport à l'ambiance du laboratoire et sont isolés par des clapets anti-retour.

Fonctionnement du P4

Entrée du matériel et du personnel

L'entrée et la sortie du matériel peuvent se faire soit par le sas autoclave après décontamination au formol, soit par les autoclaves double entrée pour du matériel plus petit.

Les accès aux laboratoires sont signalés par un pictogramme universel « risque biologique ». Les zones de type P4 sont isolées des autres locaux et les accès s'effectuent par des sas en série.

L'entrée du personnel au niveau du sas vestiaire (où il doit se dévêtir complètement et revêtir une sous-tenue jetable) ne peut se faire qu'à l'aide d'un badge magnétique et d'un code personnalisé. Il traverse ensuite la douche de propreté, pénètre dans le sas scaphandre (où il revêt celui-ci) puis entre dans la douche de décontamination. Les deux portes de la douche de décontamination sont interdépendantes et ne peuvent être ouvertes simultanément. Après pénétration dans le laboratoire lui-même, la douche de décontamination chimique s'actionne pendant une minute de manière à désinfecter le sas douche qui est la zone limite entre zone confinée et non confinée. À la sortie du laboratoire, le personnel doit passer sous la douche chimique ; celle-ci sert non seulement à décontaminer le scaphandre mais aussi la zone frontière. Après avoir enlevé son scaphandre, il doit subir une douche personnelle avant de gagner le sas vestiaire et récupérer ses vêtements de ville. Le personnel est – pendant toute la période de pénétration en zone confinée – en liaison radio avec le poste de sécurité.

Les chercheurs ne peuvent accéder au laboratoire P4 qu'après avoir suivi un entraînement spécifique sous le contrôle d'un formateur. Au quotidien, l'entrée dans le P4 ne peut s'effectuer qu'après approbation du responsable de la biosécurité ayant vérifié et signé la *check list* de maintenance et de biosécurité.

Traitement de l'air, des déchets et des effluents

La fonction première du système de ventilation du laboratoire P4 Jean-Mérieux est d'assurer le maintien en dépression tout en conservant le confinement souhaité. Le traitement de l'air du P4 est assuré par trois centrales d'air, une pour chaque zone de travail. Chaque centrale dispose d'une unité de soufflage et de deux unités d'extraction, l'une en service, l'autre en secours. Des cascades de filtres en amont et en aval permettent d'assurer la qualité de l'air entrant et sortant du laboratoire, et l'absence de risque de contamination par aérosol. La dépression à l'intérieur des différents compartiments du P4 croît selon le risque potentiel de contamination. Le taux de renouvellement de l'air dans le laboratoire P4 est supérieur à 20 volumes par heure. Tous les déchets du P4 sortent après décontamination dans les autoclaves double entrée (131 °C, 36 minutes). Un pilotage automatique des autoclaves interdit leur ouverture extérieure si un cycle de décontamination n'a pas été effectué. Les déchets décontaminés sont ensuite pris en compte par une entreprise spécialisée dans l'incinération des déchets hospitaliers.

Les effluents liquides qui transitent par le réseau d'évacuation du P4 sont déjà traités à l'intérieur même du laboratoire par adjonction de produit décontaminant. Les canalisations qui les conduisent sont toutes facilement accessibles et sont contrôlées continuellement par un système de traçage qui permet l'identification immédiate d'une fuite et sa localisation précise. La station de décontamination des eaux est implantée en zone technique (à accès contrôlé) sous le laboratoire P4. Les effluents liquides sont, après décontamination chimique, stérilisés à la vapeur (131 °C, 36 minutes) dans deux cuves de 1 000 litres spécialement adaptées à ce type de traitement. Le fonctionnement de ces cuves est réglé automatiquement de telle sorte que le remplissage de la première s'arrête quand elle contient 500 litres et que le cycle de chauffage démarre. Les effluents suivants sont alors dirigés vers la deuxième cuve. Les effluents sont ensuite éliminés vers le réseau d'égout quand le cycle de chauffage est terminé.

L'air respirable

L'alimentation en air respirable des scaphandres est réalisée au travers de tuyaux d'arrivée d'air répartis dans les sas scaphandres, la douche de décontamination, les sas des autoclaves, les différentes pièces de l'animalerie et les zones de travail. La production d'air respirable est réalisée par deux compresseurs fonctionnant en parallèle. Un système de secours par des bouteilles permet la sortie du personnel en cas de panne des deux compresseurs.

Stockages des agents pathogènes

Les agents biologiques sont stockés à l'intérieur des zones protégées, et dans des contenants appropriés (réfrigérateurs, congélateurs, cuves d'azote liquide fermés à clé, à accès limité et reliés au système de gestion technique centralisée).

Mesures de sécurité

Afin de supprimer tous les risques de disséminations d'agents pathogènes et les risques vitaux pour le personnel, un maximum de précautions sont prises : redondance des systèmes d'extraction d'air, automatisation des autoclaves et des cuves de stérilisation des effluents de manière à éliminer l'erreur humaine, redondance et système de secours sur l'air respirable, etc. En outre, le laboratoire est équipé d'un système de gestion technique centralisée avec une surveillance 24 h/24, concernant notamment toutes les installations pouvant présenter un danger pour la sécurité ou la santé publique.

Bien qu'il n'existe pas de matériaux combustibles, ni d'arrivée de gaz dans le laboratoire, le risque d'incendie a bien entendu été pris en compte. Cependant, la conception du bâtiment permet de limiter l'extension et les conséquences d'un incendie éventuel, notamment par l'emploi de matériaux classés et la protection de la structure métallique ; de plus, un système de détection et d'extinction automatique d'incendie est installé dans le laboratoire P4.

Pour se protéger contre les risques d'intrusion, tous les accès au laboratoire. sont strictement contrôlés par des badges et l'application de codes confidentiels individualisés. Une surveillance 24 h/24, 7 jours sur 7 du site est réalisée par une société spécialisée dans la surveillance des sites à risques. Toutes les informations d'entrées et de sorties sont reprises à distance et enregistrées par un système électronique de contrôle.

Il n'y a pas de risque sismique particulier à Lyon, ville d'implantation du laboratoire (classe 0). Cependant, l'ensemble de la structure a été calculé suivant les règles applicables à la classe immédiatement supérieure, soit la classe 1.

Informatique

Les membres de l'équipe permanente P4 disposent d'une architecture informatique en réseau. Ils ont un accès modem à Internet *via* un serveur sécurisé appartenant à l'INSERM. Différents éléments techniques et logiciels ont été installés afin de faciliter le travail du chercheur, notamment des systèmes de traitement et d'analyse de l'image et des bases de données adaptées à leur besoin.

En particulier, les appareils de lecture des tests biologiques effectués dans le P4 (microscopie, cytométrie, ELISA, tests sanguins...) sont raccordés au réseau informatique des chercheurs. Constituant la « pierre angulaire » de cette structure, les échantillons conservés dans la biothèque du laboratoire P4 sont répertoriés et parfaitement identifiables pendant des années après leur stockage. Ainsi, un logiciel spécialement prévu pour la gestion de ces échantillons a été installé. Il permet de gérer automatiquement le stockage et le déstockage des échantillons de manière sécurisée. La sécurisation est établie sur plusieurs niveaux : sécurisation des données par définition de profils utilisateurs, codes utilisateurs, mots de passe et référence de l'étude. Les opérations de réception, de stockage et de déstockage d'échantillons sont enregistrées par un des responsables scientifiques du laboratoire P4. La base de données est régulièrement sauvegardée sur support DAT au niveau du serveur du laboratoire.

Rôle du laboratoire P4 Jean-Mérieux

Le laboratoire P4 Jean-Mérieux a une double vocation d'aide au diagnostic et de recherche.

Une des priorités du laboratoire est la mise au point d'outils de diagnostic pour les virus de niveau de sécurité P4. Ceux-ci ont pour but d'apporter une réponse diagnostique en cas d'épidémies naturelle ou provoquée, de cas suspects dans les pays d'endémie de ces infections ou de cas isolés importés en France et en Europe. Les différents laboratoires P4, dont celui de Lyon, se sont organisés en réseaux au niveau mondial ou européen pour mettre en commun leurs ressources et leurs compétences. Plusieurs programmes communs, en relation avec la Direction Scientifique de la Communauté Européenne à Bruxelles, la Direction Générale de la Santé à Luxembourg, et avec les bureaux de l'OMS à Lyon et à Genève, et enfin avec le groupe des laboratoires de haute sécurité du G7 + Mexique contribuent à la mise au point, la standardisation et l'échange de kits de diagnostic comportant détection des anticorps, détection des antigènes et RT-PCR. Les techniques de diagnostic ont été largement améliorées dont une application sur le terrain pour les virus Lassa, Ebola et Fièvre Jaune : ce kit permet de limiter le risque de contamination du personnel par performance des différentes étapes dans le même tube.

L'autre vocation du P4 Jean-Mérieux est la recherche : il dispose pour ceci d'un outil exceptionnel, l'animalerie P4 qui permet d'héberger en même temps 16 primates de moins de 8 kilos aussi bien que des petits rongeurs ou des lapins : il représente donc un outil unique en Europe pour les études physiopathologiques, thérapeutiques et vaccinales des fièvres hémorragiques.

Trois équipes de recherche rattachées à l'IFR 128 travaillent en permanence dans ce laboratoire, deux équipes de l'INSERM et une équipe pasteurienne qui en a la responsabilité scientifique et qui assure, avec l'équipe de la biosécurité de la Fondation Mérieux, les astreintes et la formation. Ce grand équipement qui fonctionne depuis trois ans a permis des avancées indéniables dans la connaissance de l'immunopathologie du virus Lassa, dans la virulence du virus Ebola et dans la prévention du virus Nipah. Plusieurs publications de haut niveau et des résultats innovants ont fait l'objet de dépôt de brevets.

Le laboratoire P4 a également une vocation d'accueil pour des équipes extérieures ayant besoin de manipuler des virus de type P4 après acceptation de leur programme de recherche et formation spécifique au travail en conditions P4. Des conventions ont déjà été signées dans ce sens avec l'Institut Pasteur à Paris, avec les Services de Santé des Armées ainsi qu'avec l'Université Claude Bernard à Lyon.

RÉFÉRENCE BIBLIOGRAPHIQUE

1. CDC/NIH. *Biosafety in microbiological and biomedical laboratories*, 41th ed. In : Richmond JY, ed. Washington DC : US Government Printing Office, 1999.

Achevé d'imprimer par Corlet Numérique - 14110 Condé-sur-Noireau
N° d'Imprimeur : 14614 - Dépôt légal : novembre 2003 - *Imprimé en France*